NPO法人「いずみの会」代表
中山 武

再発・転移を防ぐ17の戦略

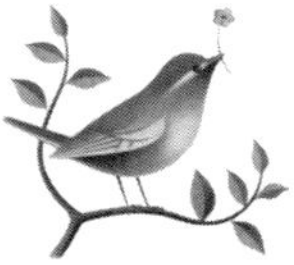

ガンがゆっくり消えていく

草思社

ガンがゆっくり消えていく⊙もくじ

序

スキルス性胃ガンから二十五年間、転移なし

ガンで死んでたまるか

「いつまでぐずぐずしてるのだ。どんどん大きくなって手遅れになるぞ！」

「手術はやっぱり受けたくないです。K先生はよくなっているというし……」

「進行性の悪性ガンの疑いがある。死んでもいいのか」

東京は大田区にある松井病院・食養内科の日野厚《ひのあつし》先生は、早く手術を受けろといった。三カ月前は二cmほどだった胃ガンが四cmにも増殖しているというのだ。

じつは私はこの三年前にも胃ガンになっている。そのときは代替医療の診療所のK先生がすすめた食事療法と「ビタミンB_{17}療法（アミグダリン療法）」で治した。

早期ガンだったことも幸いしたようだ。そこで、ガンなんてたいしたことはないと甘く見てしまった。しだいに食事の内容がいいかげんになり、タバコも吸っていたし、甘いものも食べていた。

三年後に再発したときもまたK先生が治してくれると楽観していた。しかし今度は入院の必要があるということで、K先生は食養内科を紹介した。そういうわけで日野先生のもとで「日野式食養生」を始めたわけだが、K先生の「ビタミンB_{17}療法」を主軸に治療を続けていた（日野式食養生については後述する）。

K先生の診察では、「尿検査ではだんだんよくなっている」という。しかし日野先生は「どんどん悪くなっている」という。どちらが本当なのかずいぶん迷ったが、胃を切り取られるのがイヤだったので、手術は拒否していた。

そんな私の頑固さに日野先生はとうとう怒りだし、「どんどん悪くなっているのに、まだ手術はイヤだといっとる。そのことをカルテに書いておけ！」と怒鳴り声で看護師に指示した。レントゲン写真を見ると、確かにガンは二倍の大きさになっている。しかたがないので手術を承諾し、日野先生の紹介で元赤坂のM外科病院に移った。

そこで私の胃は九〇％摘出された。後で知ったことだが、私のガンは、悪名高い

「スキルス性胃ガン（有転移進行性胃ガン）」だったのである。

「奥さん、なぜこんなになるまで放っておいたのですか。このリンパ節の状態を見ると、ガンは全身にまわる可能性が高いですよ」

「手遅れなんでしょうか」

「まちがいなく六カ月以内に転移が出ます。いまのうちに、本人のやりたいことをやらせたほうがいいですよ。お二人で旅行に行くとか……」

「先生、助かる確率はどのくらいでしょうか」

「ゼロとはいいませんが、一万人に一人か、三万人に一人でしょう」

これは、M外科病院の執刀医と、私の家内の会話である。私はそのとき麻酔で眠っていた。家内は強いショックを受けたが、気をとり直して執刀医にきいた。

「こちらを退院したら、松井病院にもどりますが、もう食事療法しかないでしょうか」

「お宅は食養内科から来ましたから、食事療法にかけられたらどうでしょうか」

「わかりました。ありがとうございました」

家内はその後、私には何も告げずに一人で苦悩した。しばらくのあいだは東京の病院と名古屋にある自宅を何回も往復する生活だったが、家で一人で寝るときは心細さと寂しさで、タオルがしぼれるほど大泣きに泣いた。心配で眠れぬ夜は千羽鶴を二千羽まで折り続けた。

私たちは家電製品を販売する店を経営していた。跡継ぎとなる子供はなく、家族は私の年老いた両親だけだった。私が死ぬと、家内は店の経営と年寄り二人の面倒を見なければならなくなる。

何も知らない私は病院のベッドでのんびり休んでいた。「ビタミンB_{17}療法に殺されるところだったなあ。一四〇万円も使ってしまったが、まあドブに捨てたと思って忘れよう」とか、「ビタミンB_{17}療法は早期ガンには効くが、進行性ガンには効かないな」などとのん気なことを思っていた。

この間に家内は重大な決心をしていた。それは、「いくら嘆いてもしかたがない。食事療法で全力をつくして主人を助けよう。絶対に死なせはしない」という決意だった。

だから、退院して自宅に戻ったとき、ことの重大さを私は聞かされたのだが、家内は冷静で一粒の涙もこぼさなかった。「ガンに負けずにがんばろう。なにがなんでも生きていこう」という気迫に満ちていた。

私もまったくショックを感じなかったといえばウソになる。しかし、すぐに闘志が湧いてきて、「ガンなんかで死んでたまるか」という気持ちになった。私は子供のころから勝ち気で、運動会などで人に負けることが大嫌いな性格だった。大人になってからもピンチになればなるほど「なにくそ」というファイトが湧いたものだ。

二十代のころのことだ。父親と共に家電販売店を経営していたのだが、不景気で店が破産の瀬戸際に追い込まれたことがある。父は「もうダメだ。夜逃げするしかない」といった。私はそのとき猛然と闘志が湧いて、「いや、もう一度がんばろう」と、債権者を一軒一軒まわって、詫びて、「がんばるからもうちょっと待ってください」と説得した。債権者は全員が待ってくれて、その後の私たちの必死の努力が実を結び、店は立ち直り借金も返すことができた。

そういう性格だから、三万人に一人の生存率と聞いてもマイナス思考にはならなかった。逆に、一念発起して「スキルス性胃ガンに挑戦して勝ってやる」とチャレンジする気持ちになっていた。もちろん家内の強烈な後押しもあってのことである。

体質改善食に挑戦

その後、松井病院・食養内科に再入院して、あらためて食事療法にとりかかった。

私の食事は「日野式食養生」のうちのガン患者向けのメニューで、「体質改善食」

とも呼ばれていた。ガンができる体質になっているから、それを変えようというわけだ。つまり、動物性タンパクなどの高カロリー食をとらずに、穀物や緑黄色野菜中心の、いわゆるベジタリアン食である。

具体的に私が食べた内容をいうと、主食は「玄米」に小豆《あずき》と麦や粟《あわ》などの雑穀をまぜたもので、まるで柔らかめの赤飯のようにとてもおいしく食べられた。さらに毎食、盃《さかずき》一杯ほどの「すりゴマ」がついていた。

副食は、みそ汁に豆腐などの「大豆製品」、ネギ、小松菜、菜の花、人参、ゴボウ、カボチャ、サツマイモ、里芋などの「緑黄色野菜」だった。また、ワカメやコンブなどの「海藻類」は毎日食べさせられた。ほかに「キノコ類」や「種実類」も出た。ジャコなどの「小魚」も毎日のように出て、「ニンジンジュース」も毎朝飲んだ。

私が驚いたのは、日野先生のメニューが、私がそれまでやっていた食事療法とかなりちがっていたことだ。早期胃ガンが見つかったときからK先生の指導で食事療法をやってきたわけだが、先にも述べたように、だんだん自己流になって、かなり甘い食事療法になってしまっていた。

つまり、トマト、白身の魚、鶏のササミ、レタス、果物なども食べていたのだ。

しかし、日野先生が作ったメニューにはそれらがまったく出ない。**動物性タンパクや「甘味」が少しでもあるものと「体を冷やすもの」は厳禁だった。**

さて、出された体質改善食は、胃がほとんどない私にはさすがに難題だった。常識的にはムリである。しかし、おかゆや流動食的なものでは、悪性ガンに勝てない気がした。

食事療法の目的は、栄養の偏りをなくして、体を元気にして、自然治癒力や免疫力を高めて病気をやっつけるところにある。そのためには、たとえ胃がなくても、必要な食べ物を自分の歯で噛んで呑み込まなければならない。それが人として自然であり、ガンを治癒させる「王道」だと信じた。

いったん方針が決まると邁進《まいしん》するというか、猪突猛進する性格の私は、ひと口の食べ物を百回以上噛んだ。噛んで、噛みまくって呑み込んだ。しかし、ノドから下に落ちていかない。ノドから下は胃の入り口（噴門《ふんもん》）と出口（幽門《ゆうもん》）がつながっている状態で、その下は十二指腸と小腸である。胃の本体がないからひっぱり上げてつないでいるのだ。

満腹感がないのでときどきつまらせてしまい、胸が苦しく冷や汗がどっと出た。そのまま待つこと二時間、ようやく下りていく。そして、次のひと口に挑戦する。

そういう状態だから、朝から晩までが食事時間になってしまう日も多かった。日野先生はほとんど黙っていた。ただ、「よく嚙んで。食べ終わったら消化剤を飲むように」といっただけである。

これも後で知ったことだが、先生はこれまで重症のガン患者さんを大勢診《み》てきていた。余命数カ月の人を食事療法と心のケアだけで数年延命させたり、ほぼ完治させた実績もあった（85頁参照）。それに先生自身も過去に胃潰瘍で胃の一部を切除していたので、私の回復にはある程度自信を持っていたと思う。たぶん、「この頑固者がどこまでがんばれるかな」という気持ちで見守っていてくれたのだろう。

四～五日過ぎるとアゴが痛くなった。それでも、食べるスピードが少し上がった。そうなるとうれしくて、さらにスピードを上げた。散歩に行く余裕もできて外に出ると、他の食べ物にも挑戦したくなって、こっそり喫茶店に入ってホットケーキを食べた。無謀なふるまいの報いか、ケーキはみごとにふくらんでノドにつまった。また冷や汗をだらだら流しながら下りていくのを待つ。そんなバカな失敗もした。

自分を変えることはできる

食養内科では、体質改善食だけでなく、「心の改善」も学んだ。日野先生は東洋医学系の医師で漢方薬も使っていた。そして漢方は、患者さんの「心の状態」を非常に重視している。ガンができる原因の一つに「ストレス」をあげていて、治癒にもストレス軽減を条件にしている。

人間関係、仕事と、ストレスは誰もが抱えているが、この度合いが強い人、強くなくとも継続して抱えている人が危ない。そして、強い自我や執着などの「ガン性格」（72頁参照）がガンの原因となる。私は再発する以前、このすべてを持っていた。そういう気質や性格も変えなくてはならないのだ。食事で体質を変えるだけでは足りないということを教えられた。

「勝ち気で負けず嫌い」という私の性格は、ガンに立ち向かうときはプラスになった。自分の体の問題だから、自分が主役で自分の思い通りになった。しかし、人間関係においてはこの性格はマイナスになる。仕事でも交友でも、摩擦《まさつ》の元になる。自分だけの問題ではないからだ。相手がいることなので、自分の思い通りにならない。つまり私の質《たち》は両刃《もろは》の剣《つるぎ》だ。だが、そこで行きづまることはなかった。それは、次のように考えることができたからだ。

「相手を変えることはできないが、自分を変えることはできる」

人間関係の摩擦は、お互いに相手を変えたいという気持ちがあるから生じるのだ。

「なぜオレのいうことがわからないのだ」と、相手の気持ちが変わることをあてにしているわけで、それが望み通りにならないからストレスになる。**自分の体質を変える、そして性格も変えるという作業は、他人をあてにしてできることではない。自分でしかやれないことだ。**それに気づいたとき、人間関係のストレスなどは霧散《むさん》してしまった。

食養内科はひと月半ほどで退院し、以後は自宅で体質改善食（以下、玄米菜食という）と心の改善に挑戦した。運動もいいと教えられたので、毎日の散歩も実行した。食事の献立は家内が活躍した。タバコと間食は手術前にやめていた。

仕事も少しずつ再開した。しかし私はすぐ疲れてしまうので、これも家内が奮闘した。そうして半年が過ぎたころには、食事が普通のスピードで食べられるようになった。もちろん、ガンの再発も転移もなく、逆に元気になっていた。気分も生まれ変わったようにすっきりしていた。

半年後の検査で日野先生に会ったとき、先生は「どうなっているんだ」と驚いた。胃がほとんどないのに三食を普通に食べられるという例は、それまでなかったようだ。再発しないことには別に驚かなかった。最初から自信があったのだろう。そのまま二年が過ぎ五年が過ぎた。私はますます元気になり、仕事も以前のようにできるまでになった。

「いずみの会」をつくる

五年を経過したころから、私は自分の体験をガンに苦しむ患者さんたちに伝えたくなった。ガンの罹患《りかん》数も死亡者数も増加する一方の現状を知って、「どこかまちがっているのではないか？」と思ったのだ。

そこで名古屋市内のガン患者さんに呼びかけて「いずみの会」を設立した。当初は二〇人に満たない会員数だったが、発足から十九年目の現在は、患者会員数が七〇一名に達した。このほかに医師や研究者や家族などの会員があり、合計すると七二〇名になる。

会員数が増えたのは、会のガン対策や方針が非常に効果的で、患者さんの年間平均生存率が高い（現在は九一・二％）からである。

拙著『論より証拠のガン克服術』（草思社）では、一九九四年度から二〇〇三年度までの年間生存率をくわしく述べた。その十年間の平均生存率は九五％だった。続く二〇〇四年度は申し訳ないが計算していない。本の出版後、問い合わせや入会が殺到し、事務所のパニック状態が一年間続いたせいである。

二〇〇五年度の詳細は次の通りである。

総患者会員……七九六名
他界者（死亡者）……六四名
生存率……九二・〇％

そして、その後二年間の生存率は次の通りである。

二〇〇六年度……生存率九二・九％
二〇〇七年度……生存率九一・二％

以前と比べて生存率が少々減ったのにはわけがある。患者さんの中には抗癌剤の使いすぎなどで、身も心もボロボロになって、歩くことも、まともに食事をとることもできないような「手遅れ」の人がおられる。

いずみの会は治療機関ではなく、緊急事態に対応できる医師も設備もない。

さらに、**会がアドバイスしているのは、心の改善と食事の改善と運動などで、こ**

れらの効果が出るのは早くても六カ月後だ。つまり、会のガン対策は、三度の食事も散歩もできないほどの「手遅れ」の方たちには無力なのだ。

それでも「それは承知しているから入会させてくれ」という方がおられるので、気休めになればと入ってもらっている。そういう方が二〇〇三年度には二四名おられた。そしてその方たちは残念ながら一カ月から六カ月以内に他界されている。そういう事情があるので、生存率を計算するときは、入会後半年以内に亡くなられた方は会員の数に加えなかった。残りの「実質患者会員」は四七一名で他界者は一三名だった。だから二〇〇三年度の生存率は九七％とした。

『論より証拠の……』では、そういう計算方法をとっていると明確に述べてから十年間の生存率を示し、平均生存率は九五％と発表した。しかし、私たちを敵視している人たちがインターネットの書き込みや陰口で非難した。「その数字にはカラクリがある。半年以内に亡くなった人を入れていない」といったものである。こちらから正直に述べているのでカラクリもなにもないのだが、数％の差で会の実績や活動を誤解されたり疑われるのも残念なので、二〇〇五年度から、手遅れの方も加えた「総会員数」で計算した。だから生存率が少々減ったのである。

つまり二〇〇三年度の場合は、総会員数は四九五名、他界者は三七名となり、生存率は九二・五%になる。この後の生存率を計算しても平均九二・一%で、「六カ月以内に他界した方を加えてもかなり高い水準だ」と、会を非難した人たちも認めざるをえないだろう。

ガン患者の会で死亡率が八~九%というのは珍しいと思う。なぜ毎年この状態を維持できるのか。それは、**いずみの会では、手術後の再発や転移の防止に全力をあげているからだ。**

ガンができると病院では切り取る。または抗癌剤や放射線で退治する。「早期ガンであればまずだいじょうぶだ」と医師も患者さんも安心する。しかし、それはまちがっている。ガンは再発する病気なのだ。だから、手術などの処置をしたあとが、重要なのだ。

手術したあと何をすれば再発や転移が防げるのか、それは「自分のライフスタイルを自分で変える」ことである。具体的にいうと、**①心を改善すること、②体質を変える食事をすること、③運動などで血流をよくすること、**である。

ほとんどのガンは、ストレスや偏食や運動不足で発症すると私たちは考えている。この三つが主な原因である。だからその原因を、患者さんみずから取り除くことができれば、ガンは治癒に向かうし、再発や転移も防げる。

それは会員の患者さんの多数が実証している。その事例は私の前著『ガン絶望から復活した15人』(草思社)でくわしく紹介したが、それはほんの一部である。ほかに数百人の患者さんが、自分でライフスタイルを変えて、ガンから復活している。再発は二十年後でも起こることがあるから、完治したとはいわない。しかし、復活して生き抜いていることは確かである。

では、「ライフスタイルを変える」とはどういうことか。本書では、そのポイントを17項目に分けて説明する。それが「17の戦略」である。

まずはじめに会員患者さんの実例を紹介したい。実例を先に読んでいただくと、「17の戦略」が読者のみなさまにわかりやすくなると思うので、悪性度の高い肺ガンを克服した都築《つづき》博文《ひろふみ》さんのケースを一読していただきたい。

生存率一〇%の悪性ガンから八年半経過

悪性度の高い難治ガン

愛知県蒲郡《がまごおり》市の都築博文さん(五十二歳)は、八年半前の二〇〇〇年九月にガンセンターで肺ガンの手術を受けた。

腫瘍《しゅよう》は、じつはその一年前に「半日ドック」で見つかっていた。ところが、精密検査をした市民病院では「陰性だから問題ない」と誤診をした。そのときの腫瘍の大きさは一・五㎝だったのに、それがわずか一年で四㎝以上になった。

「陰性と診断した市民病院の若い医師は、一年後に会ったとき両手を前で合わせて謝るしぐさをしました。ガンはやはり、ガンセンターのような専門の病院でないとダメですね」

ガンの種類は「腺ガン」と「大細胞ガン」が混じった悪性度の高いもので、難治ガンの一つだった。手術後の細胞診（ガン細胞の検査）の結果では、生存率はわずか一〇％であった。

しかし、ガンセンターの担当医はそのことに触れず、都築さんには「手術可能な肺ガンの五年生存率は、一般的には五〇～六〇％です」と告げた。都築さんが強いショックを受けるのを心配したのだろう。

五〇～六〇％でも都築さんは充分に恐怖を感じた。彼は食品の小売店を自営していて、十三歳、十一歳、八歳の三人の子供と奥さん、それに両親と叔母の八人家族だった。

一家の柱である都築さんは絶対に死ぬわけにはいかなかったし、死ぬのは恐かった。

「家族のためにも死ねないのはもちろんですが、それ以上に、死そのものが恐くてたまらなかったです。まだ四十四歳でしたし……」

再発・転移が心配だった彼は、退院のときに医師にたずねた。

「先生、予防的にやることはないですか？」

「何もないです。肺には抗癌剤は効かないんです。都築さんのように二種類混じっている場合はさらに効きません。ただ、心拍数を一二〇以上に上げないでください」

心拍数を上げるなというのは、肺の一部を取ったから激しい運動はダメということだ。

肺は五つの「葉」からできている。右肺には「上葉《じようよう》」と「中葉《ちゆうよう》」と「下葉《かよう》」の三つがあり、左肺には「上葉」と「下葉」の二つがある。都築さんのガンは左の上葉の上部（鎖骨の近く）にあったので、上葉を全部取られてしまった。左肺の上葉は大きい葉なので、激しい運動をすると「酸欠」になるという。

自助努力

「再発を防ぐ方法はないのか……」

都築さんは不安を抱えたままガンセンターを出た。そのとき玄関に「いずみの会」のチラシがあった。都築さんは偶然それを目にし、手にとって帰った。

退院後はなかなか体力が回復しなかった。夜の眠りも浅く、一時間半ごとに目が覚めた。

「セキと左胸全体のシビレが四カ月ほど続いて、すごくしんどかったですよ。先生に訴えても『まあ、個人差があるからねえ』というだけで、何もしない。薬も出さなかった」

途方にくれた都築さんだったが、ふと、いずみの会のチラシを思い出してすぐ電話した。話を聞いて納得して入会し、定例会にも参加した。

私のところに相談に来られたのはその数日後だった。細かいことは覚えていないが、そのときの彼はあせっており、早く治して早く仕事に戻りたがっていたので、「都築さん、なんでそんなに仕事がしたいの？　ガンを治してからいくらでも仕事すればいいでしょう」といったのを覚えている。

そして、一番肝心なことである「自助努力」について話し合った。再発を防いで生き抜いていくためには医師は頼りにならない、かといって、いずみの会を頼りにしてもいけない。

頼りになるのは自分だけで、自分が主役である。自分のガンを治すために、最良の方法を選び出し、努力を積み重ねていく、これが「自助努力」ということだ。

都築さんが納得して「やります」といったので、その場で東京大田区の松井病院・食養内科に一週間入院の予約をした。

都築さんは、「えー、また入院か……」とガッカリしながらもすぐに上京した。入院といっても一般の病院とはだいぶちがう。食養内科の検査はエコー検査だけ、あとは、食事のとり方や作り方、散歩、医師との話し合い、という日課だった。

そこで偶然、都築さんは同じいずみの会の会員、Aさんと出会った。Aさんは体調をととのえるために入院して、食事療法の修正や確認をしていたところだった。

この先輩との出会いが都築さんにとって大きかった。

以後四日間、都築さんは先輩につきっきりで再発や転移を防ぐ方法を教わることになる。その方法とは、**動物性タンパク質を抜いた玄米と野菜中心の食事、体を温める半身浴と靴下の重ねばき、イメージ療法の仕方などだった。**

そして、ガン体質を変えることが最も大切で、「舌が喜ぶ食べ物ではなく、これからは体が喜ぶ食べ物を」といわれたという。また、食べ物にも生命があり、「いただきます」というのはその命をいただく感謝の意味であることも教えられた。

納得した都築さんは、自宅に帰ってすぐ素直に実行し、ひと月のあいだに先輩に教えられたことは全部できるようになった。

「すぐに行動を起こせたのがよかったと思います。いろいろな自助療法を積み重ねていけたことが非常に大きかったです」

彼が実行した玄米菜食は厳しいメニューだった。Aさんのアドバイス通り、動物性タンパク質をすっかり抜いた。体質を早く変えるために、白身魚、ジャコ、ダシまで一切とらなかった（98頁参照）。穀物と大豆製品と野菜類と海藻類だけの食事に徹底した。ニンジンジュースも朝晩二回必ず飲んだ。

そのかいあって、セキもしだいにおさまり、よく眠れるようになり、体のしんどさもいくらか軽減してきた。しかし、体重が急激に減ってきた。六五kg（身長一六七cm）あった体重が三カ月で四七kgまで落ちたのである。

家族がひどく心配したこともあって、都築さんはまたいずみの会に相談にきた。私が「体調はどうですか？」と聞くと、「体が軽くなり、しんどさも軽くなった」というので、「それなら気にしなくていいでしょう」といった。

彼はこのころから、希望が持てるようになったという。
「体重はそれが下げ止まりで、その後二kgほど戻りました。やっとガンと闘える体の準備ができたと思いました」

好転反応が出た

都築さんの体の変化は体重だけではなかった。食事療法を始めて九カ月が過ぎたころ「好転反応」が起きたのだ。好転反応とは、排泄反応とか調整反応ともいわれ、体から悪いものを出したり、体のバランスを正しくととのえるときに起こる一時的な症状のことだ。

都築さんの場合は、①頭皮から大量のフケが出た、②黒ずんでいた体全体の皮膚が一～二週間でピンク色のきれいな肌になった、③手術した場所と顔に出血をともなうイボのようなものができ、いずれもポロッと落ちた、というものだった。
「根元が血まみれのイボが落ちたときは、これはガンにちがいない、と思いましたね」

好転反応の中には「皮膚の変化」という症状もあるので、フケが出たり黒い肌がピンクになったのはこれにあたる。また、イボができて落ちたというのは、排毒作用の一つと考えていい。

好転反応の症状には、汗が出る、痰《たん》が出る、宿便が出る、目やにが出る、湿疹や吹き出物が出るなどの症状もある。人によって症状はさまざまだが、いずれも体内の毒を外に出す作用と考えられる。その期間は一日で終わる人もいるし、数週間続く人もいる。また、好転反応を感じる人と感じない人もいる。いずれにしても、**一時的に調子が悪くなってもあわてないことが大切だ。**

また、都築さんは「ビワ葉温灸」も熱心に実践した。冷え性ではなかったのに、ガンになってからむやみに冷えを感じるようになったからだという。ガン患者さんは一般の人より体温が一度低いというデータもあるので、冷えは放置できない。

いずみの会の会員のみなさんにも、冷え性だったり、冷えを感じ始めた人は多い。**冷えはガンの原因にもなるし治癒の妨げにもなることを肝に銘じたい。**食養内科でも冷え対策を重視し、絹の五本指靴下の使用と重ねばきを指導している。半身浴や運動をすすめるのも冷え対策の一つである。体を冷やす飲食物も厳禁だ。

「ビワ葉温灸」は体をあたためる効果があると同時に、ビワ葉に含まれるアミグダリン（ビタミンB_{17}）という成分がガン治癒に役立つといわれている。これを一日三時間（朝、昼、晩に一時間ずつ）、二年間徹底して続けた。

「手当ては即効性があります。あたたまると呼吸が楽になりセキも治まり、しんどさも楽になりました。ビワの葉は自分でとりに行き、ビワの葉茶も自分で作ったんですよ」

厳しい食事療法と冷え対策に取り組む一方で、都築さんは「ストレス軽減」にも努力した。それは朝夕二回の「散歩」である。

「人間は歩行する動物だから、歩くのが基本だと思いました。やはり、ガンの恐怖はストレスになっていました。恐怖を全部なくすのはムリです。なくなるわけがない。でも軽くすることはできると思ったんです」

近くに川があったので川べりを歩くことにした。天気のよい日は芝生や草の上に寝転んで、青空や雲をながめた。暑い日は木陰に寝転んで風にあたり、木の葉の動きや音を楽しんだ。

「意識して三十分ほど寝転んで、なにも考えない時間をつくりました。自然の中に身をおくととても気持ちがいい。これを忘れていました」

自然の中にいると、心がやわらぐのが実感できた。

「寝転ぶことがボクのリラックスの方法です。命あるものは必ず死にます。生きていくことも自然だけれど、死ぬことも自然なんだと思うようになりました」

このころ都築さんは「ガンはまだ自分の中にある」と思っていた。それは白血球の数が正常値より多い九八〇〇もあったからだ。ガンセンターの医師は「肺ガンの疑いがあり、その前兆を示す数値」といっていた。

九八〇〇の数値は、最初の市民病院の精密検査のときも血液データに出ていた。若い医師はこれも見落としていたわけで、困ったものだが、それはともかく、ガンセンターでの手術の前も後も、白血球は九八〇〇で、二カ月ごとの検査でも数は減っていなかった。

ところが、先に述べた好転反応が起きた後（ビワ葉温灸を始めて六カ月後）の検査で、白血球数は六〇〇〇台まで減った。正常値の範囲の中心を示す数値である。

「そのときにボクからガン細胞が抜けたと確信しました」

気持が前向きになり、心のしんどさもなくなった。仕事は「仕入れ」など半日だけだができるようになった。まだ重い物を持つと胸部がしびれるのでムリはしなかった。

そうしてさらに二年ほどが過ぎると、体はもっと楽になり、自信がついた。気持ちも安定して心にゆとりができ、再発への不安もほとんどうすらいでいった。

「こんなに一生懸命やったという満足感のようなものがありました。それでも再発したら、それは冷静に受け入れようと……。開き直りですよ」

厳しい玄米菜食は五年間続けた。その後はたまにジャコや、店で売っている深海魚の刺身などを食べるようになり、体重は五三kgになった（現在は五五kg）。

手術から八年たったころの検査で、ガンセンターの医師は「問題ないよ」といった。そしてそこで初めて、細胞診の結果では生存率がかなり低いガンだったことを知らせた。後日、都築さんが調べたところでは「九〇%は死ぬほうに入っていた」とわかった。つまり、生存率は一〇%だったのだ。都築さんは、それほど厳しいガンと闘ってきたのかと驚いた。

「ガンと闘える方法が見つかったおかげで助かりました。いずみの会と出会えなかったら、ボクは死んでいた」

ガンの原因

都築さんはガンになった原因を次のようにあげる。

①長期間「過労」の状態だった

朝四時半に起き、すぐ魚を仕入れに行く。朝食は車の中で菓子パンと缶コーヒー。昼食は二時ごろ。店は夜八〜九時まで開けているので、寝るのは十一時ごろ。睡眠不足は昼寝でカバーしていた。不規則な生活だった。

②強いストレスが長期間続いていた

客はスーパーマーケットに行く時代。自営の小売店は常に苦しい。借金もあった。店を持っているので借金はあたりまえだが、やはり苦になった。毎日売上げをあげることばかり考えていた。いつもなにかに追い立てられているような圧迫感や緊張感があった。

性格は、仕事を一生懸命に夢中でやる、生真面目タイプ。頼まれると断れないし、人づきあいもムリをするほうだった。

③食事が偏っていた

昼食や夕食は店の売れ残りの「揚げ物」が多かった。翌日店に出せないものは、捨てるのがもったいないので副食にした。子供たちが肉好きなので、いっしょによく食べた。高カロリー、高タンパク、高脂肪の食べ物が好きで、野菜はあまり食べなかった。当時の体重は六八kgで太り気味だった。

「今は普通に仕事ができますが、疲れるのはまずいので残業をやめて、夜の店番は家内に頼んでいます。人づきあいも『線を引く』ようにしました。自分にプラスになるような人とは心うちとけて、マイナスの人とは、それなりに言葉だけで割り切れるようになりました。性格も、なにごとにもくよくよしなくなりました。ガンから教わりました」

都築さんのケースでは、次のことを覚えておいていただきたい。

◉早期ガンではなく、生存率が低い悪性ガンであったこと
◉医師には再発を防ぐ手立てがなかったこと
◉医師に頼らず、都築さん自身が悪性ガンの危機を乗り越えたこと
◉ガンになった原因に気づいたこと。その原因を軽減することで再発・転移を防いだこと

都築さんのように厳しいガンを克服したケースはいずみの会では珍しくない。もっと絶望的な状態から復活した人が多数いるのである。

それでは17の戦略に入ろう。

戦略1

「ガンの常識」を捨てる

これまでの「ガンの常識」とは次のようなことだ。

①ガンは死病である。

②ガン治療の決め手は早期発見だ。早期に発見し、早期に取り除けばだいじょうぶ。早いほどいい。

③再発・転移を防ぐためには、手術後に、抗癌剤、ホルモン剤、放射線を使う。そのほかの手立てはない。

④手術でガンが全部取れたら、元の生活にもどっていい。なにを食べてもいい。体力をつけるために栄養のあるものを。

⑤運悪く再発・転移したら、ほとんど治らない。できるだけの手はつくすが、ガンだから結果が悪くてもやむをえない。

⑥医師は治す立場。患者は治してもらう立場。信頼できる医師を見つけて、治療はすべてまかせるしかない。

⑦ガンの治療法は、手術、抗癌剤治療、放射線治療の「三大療法」である。近年は最先端治療も期待されている。

⑧ガンになる原因は不明のままだ。

私は二十数年前から、これらの常識は全部まちがっていると主張してきたし、その信念は今もゆらがない。

①の「ガンは死病」というイメージはほとんどの人が持っているだろう。二〇〇七年のガン死亡者は三四万三〇〇〇人に達した。この十年間の累計は約三〇九万人で、これはなんと太平洋戦争の犠牲者約三一〇万人に匹敵《ひってき》する大惨事だ。

近所の人、友人、親戚など、身近な人が次々とガンで死亡するという悲報はだれもが経験している。だから「ガンは死病」という常識が強く根づいてしまった。

私が会ったある外科医は、「一年たつと半数が再発・転移し、十年たつと、あらゆる努力をしても九割が亡くなっている。末期のガン患者が生きていられるわけがない」という。

医師も、どんなにがんばってもガンの死亡者を減らすことができないので、ガンは死病であると恐れている。「ガンは恐ろしい病気」「原因不明の難疾患」「再発したらほとんど治らない病気」というイメージを強く抱いているはずだ。

だから、医師本人がガンになると、一般の人より早く他界してしまう場合が多いようだ。いずみの会にもガンになった医師の方が入会することがある。しかし、いずれの方も短期間で残念な結果になるケースが多い。その原因は、恐怖感と既成概念と医師仲間の環境だと私は思っている。

しかし、私や都築さんの例のように悪性の進行ガンでも克服できるのである。拙著『ガン 絶望から復活した15人』でも末期のガンから復活した人たちを紹介しているが、これは特別な例ではない。患者さんが約七百名もいる「いずみの会」では、年平均九割以上のガン患者さんが生き抜いているのだ。

会員の方々は「ガンは死病」とはまったく思っていない。個々の人が、自分がガンになった原因に気づき、有効な対策を打って元気になり、長年明るく生き抜いているから、死ぬなんて思っていない。

「ガンは死病」なんて思っていると、ガンはさらに悪化する。心がマイナス思考になればなるほど、人はどんどん死に向かう。そういう実例は少なくないし、論理的な根拠もある（戦略３参照）。

まずは「ガンは死病である」という誤った常識を払拭《ふっしょく》すること、これが大事だ。

②の「早期発見と早期治療が決め手」という常識は、医師たちが唱え、ＮＨＫをはじめとするマスコミが同調して世に広めた。

ほとんどの病院の西洋医学の医師たちは、ガンの塊《かたまり》を切り取るか、抗癌剤や放射線で消滅させることだけに全力を注ぐ。「切り取った後はどうするか」とか「ガンの原因は何か」とか「再発をどう防ぐか」という重要な問題にはほとんどタッチしない。しないというより、そういう方面を勉強していないから、できない。

私は早期発見・早期治療の患者さんでも半数は再発・転移していると思っている。また、再発したら十年以内に九〇％が死亡するとも思っている。

西洋医学の病院では「五年間、再発や転移がなければ、治った」と見ているようだが、その後の患者さんのチェックはしているだろうか。私の知る限りでは、再発などでの転院先を含めて、まずしていない。十年後、十五年後まで考えると、再発・転移をした人は半数以上になっているだろう。

私にいわせれば、五年というのは「ようやくガンと闘う基礎ができた」という程度の期間である。十年後でも二十年後でも、患者さんが油断をすると再発・転移は起こるのである。「早期治療をし、五年間なにもなければだいじょうぶ」という甘い診断が常識になっているから、ガンの犠牲者数に歯止めがかからないのである。

早期で完璧な手術だったのに再発

いずみの会の講演をしてくださる医師に堀田由浩《ほったよしひろ》先生（豊田市の三九朗病院・形成外科部長）がおられる。堀田先生は二十五歳のころから七年間、外科医としてガン手術の最前線で治療にあたった方である。

「医師免許を取得し外科医としてがんばった。ガンは切れば治ると信じて、いっぱい手術をしました。しかし、ガンは治せない、治らない。どうしてだろうと、ずっと悩んでいました」

「早期に見つかっても、十年、十五年たつと、そこに出なくても別（の場所）に出てきます。再発の確率はかなり高いというイメージがあります」

ごく早期のガンでも、手術から二カ月半後に再発したケースがあり、それは忘れられない体験になったという。

「非常に早期で、よく見つけたなと思うほど小さい胃ガンでした。標準的な手術をして、きれいに取れて、安心できるケースでした。予防的に少し抗癌剤も使用して、経過は絶対まちがいないと思える男性の患者さんでした」

その患者さんは気が弱そうな人だったので、ガンということはふせて、胃潰瘍だと伝えていた。しかしほどなく、彼は「私は手遅れのガンで、三カ月で死ぬ」といいだした。家族にはガンのことは話していたので、もれ聞いたのかもしれない。

「二週間ごとにチェックして、だいじょうぶですよとなだめても、『私は三カ月で死ぬ、死ぬ』と落ち込む一方でした。そして、術後二カ月半で、リンパ節にいきなり巨大なガンがあらわれました。肺にもあちこちにできて、全身転移という状態になったのです」

その患者さんはそれから二週間後に亡くなった。彼が怖れていた通り、ちょうど三カ月後であった。

「そのときは驚きました。ガンは不思議な病気だなと思っていましたが、今は患者さんの気持ちの持ち方がガンには大きく作用すると理解しています」

堀田先生はやがて、過労で倒れてしまう（先生のその後については後述する）。

この患者さんのケースほどではないが、いずみの会にも、「早期ガンだったが、後年再発したので入会した」という患者さんがかなりいる。**早期発見・早期治療でも、ガンは再発する。**このことを肝に銘じたい。

③の「再発・転移を防ぐために抗癌剤、ホルモン剤、放射線を使用。そのほかの手立てはない」という常識もまちがっている。

まず、**抗癌剤はその毒性ゆえに「自然治癒力」や「免疫力」を弱め、かえって再発などの原因になる場合もあるので、再発予防のための抗癌剤は使わないほうがいい。**都築さんも私も、手術前後の抗癌剤は使っておらず、それが幸いしたともいえる。ホルモン剤は抗癌剤の一種であり、ガンの部位によって延命効果がある場合と、副作用が出る場合があるようなのでこれも要注意だ。放射線も後遺症の問題があり、できるだけ受けないほうがいいだろう。

多くの医師が、「そのほかの手立てはない」というが、じつはたくさんある。私や都築さんのケースを思い起こしてくだされば、ご理解いただけると思う。

④の「ガンが全部取れたら、元の生活にもどっていい」というのも根強い常識だ。

多くの医師がこういう考え方をしている。中には「なにを食べてもいい。体力をつけるために栄養のあるものを」という医師もいるから驚く。これがいかにまちがった指示であるか、次の患者さんのケースを見ていただくとおわかりになると思う。

十二年間、再発を防いでいる杉本さん

会員の杉本典子さんは、四十七歳のときガンセンターで右腎臓の全摘手術を受けた。ガンは二cm大で、担当医は「悪いところは全部取ったから、なにを食べてもいいし、元の生活にもどれます」といった。しかし医師は、五年生存率は八〇％だともいう。「五人に一人は亡くなるのか」と、杉本さんは恐怖を抱えて退院した。

その後、彼女はいずみの会に入会し、手術の後こそが大切だと気づき、効果的なガン対策に取り組み、以来十二年間も再発なしですごしている。

「会とのご縁によりいろいろと学んだおかげで、ガンを招いた元の生活にもどらずにすみました。医師の言葉に安心して、それまでの生活を続けていたら、太り続けて、ガンが再発するか、脳梗塞か糖尿病などの生活習慣病になっていただろうと思うとゾッとします。**私のガンの主な原因は、心のストレスと、冷えと、飲食物にあったと考えられます**」

西洋医学の医師はガンをきれいに取ることだけに焦点をしぼっているから、手術がうまくいくとそれで終わったと思う。そして患者さんも「ガンを招いた元の生活」にもどってしまう。

何度もいうようだが、**手術の後こそが大切。**これを頭にたたき込んでおこう。

⑤の「再発したらほとんど治らない。結果が悪くてもやむをえない」というのも、医師ばかりでなく患者さんにとっても常識になっている。

医師も患者さんも再発する原因がわかっていないので、「運が悪かった」とか「ガン細胞が残っていた」としか思わない。そして、データでは再発すると九〇％は十年以内に亡くなっているので、「結果が悪くてもしかたがない」とあきらめる。

いずみの会のケースでは、会員の三分の一が初期（早期）ガンの患者さんで、あとの三分の二は、再発・転移した人や2期～4期の患者さんである。都築さんのような悪性ガンの人、進行ガンの人、余命を宣告された人も多数いる。

それでも、年間平均生存率は九一％以上を確保している。再発しても、それ以上の重いガンでも、危機を脱して生き抜いている人は大勢いるのである。**再発したらダメだという常識は完全に捨て去らなくてはならない。**あきらめるとガンは増殖してしまう。

⑥の「医師は治す立場。患者は治してもらう立場」という常識も、重大な誤解だ。都築さんや私のケースでも明らかなように、病気を治す主役はあくまで患者さん自身である。**ガンの治癒の最大のポイントは「自分の性格と体質を変える」ことにあるから、自分が努力しなければどうにもならない。**他人である医師は、どんな名医でも、患者さんの性格や体質を変えることはできないのだ。

ところが、医師にすがる、頼りにする、まかせる。こういう患者さんはじつに多い。ガンだといわれて、頭がまっ白になって「治療はすべておまかせします」と命をあずける人が多い。名医との噂がある医師、設備がととのっている大病院を転々と探し歩く人も多い。

経過が悪くても、どんどん体が弱っていっても、「信頼できる先生だから」とか、「誠実で一生懸命な先生だから」とか、「有名な病院でこれ以上のところはないから」と通院を続ける人にも私は会っている。これでは悪くなる一方だ。「すがり、頼り、おまかせ」はガン治癒の道をとざしてしまう。

医師は治す立場で、患者は治してもらう立場であってはならない。「患者が治す立場で、医師はそれをサポートする立場」なのだ。これも声を大にして訴えたい。

⑦の「ガンの治療法は『三大療法』で、最先端治療も期待されている」というのも世間一般の常識だ。しかし、これらはいずれも効果が上がっていない。「生き抜く」ということへの視野が抜けているのだ。

抗癌剤・放射線（手術も含めた三大療法）の効果が上がっていないからこそ、ガンが現在の最大の医療問題になっているのだ。むしろ、この療法に疑問を抱く人が増えつつあるのが最近の情勢である。医師たちも効果が薄いとわかっていながら、ほかの治療法を知らないから続けていくしかないのだろう。だから、手術や放射線の技術向上に励むしかないし、抗癌剤の新薬を待ち望むだけになる。

最先端治療もその延長でしかない。期待はされているが、三大療法と同じく、ガンの原因とか治療の最終結果を重要視していないので、いつまでたっても生還を確実なものにする解決点が見出せない。

最先端治療はガンの塊《かたまり》を排除するための「技術の進歩」に注目している。医師の努力でいろいろな新しい技術が生まれているが、技術の進歩だけでは再発・転移は防げないことに気づいていただきたい（最先端治療については戦略14で述べる）。

⑧の「ガンになる原因は不明のまま」というのは、医師の長年の常識になっており、その影響で患者さんの常識にもなっている。

原因がわからないから、ガンは恐ろしい病気であり難治疾患の死病である、だから結果的に死に至ってもやむをえない、と医師も患者さんもあきらめる。

ガンに限らず、西洋医学の医師は病気の原因の追究にはあまり関心がない。原因はさておいて、病状そのものの治療に集中する。西洋医学が「対症療法」であり、「発症した場所だけを見て全体を見ない」といわれるゆえんである。

しかし、ガンほど原因究明が重要な病気はないのだ。**いずみの会のガン対策は「ガンになった原因を取り去る」ことと「希望を持たせる」ことである。**それが年間生存率九一％以上という好成績をもたらしているのだ。

西洋医学の医師でも原因を考えている人がいることはいる。しかし、その追究は中途半端といわざるを得ない。たとえば、ガン治療で著名なある医師（ここではお名前はふせる）が、ガンの原因について述べた次のような新聞コラム記事があった（以下、抜粋。太字は引用者）。

「遺伝的な理由によってガンができやすい家系があります。こうしたガンは全体の五％程度で、『家族性腫瘍《しゅよう》』と呼ばれます。（中略）家族性腫瘍は、大腸ガン、乳ガン、卵巣ガンなどに見られますが、あくまで例外で、**多くのガンは『生活習慣病』です**」

これを読んだとき、私は喜んだ。家族性腫瘍については異論がある（152頁参照）が、それよりガンの原因の多くは生活習慣病だと認めたのがうれしかった。彼はバリバリの西洋医学の医師と思っていたので、「ああ、ようやくガンは生活習慣病といわれる時代になったのか」と、安堵《あんど》さえ覚えた。

私たちは、ガンをつくったのは、私たち自身の長年の「ライフスタイル（生活習慣）」だと確信している。偏った食事と、ストレスにまみれた心と、運動不足などの生活習慣がガンを発症させたのである。西洋医学の医師もようやくそこに目をつけ始めた、そう思ったのだ。ところが、彼は三週間後の同じコラムで、これを大幅に訂正してしまった。

「おおまかな言い方ですが、ガンの原因が10あるとすると、そのうち3がたばこ、2～3がたばこ以外のすべての生活習慣で、残りのおよそ5は、人間の力の及ばない部分といえます」

なぜこんな訂正をしたかというと、読者から「食事にも運動にも人一倍注意してきたが、ガンになった」などの声が届いたからだという。また、知り合いのある医師がガンになったケースも理由にあげている（以下の引用では医師の名はふせる）。

「○○医師は、たばこは吸わず、お酒もほどほど、野菜中心の食事や運動を心がけ、標準体重を保っていました。まさに『聖人君子』だったといえますが、三十四歳で肺ガンが見つかりました」

「では、○○医師が肺ガンになった理由はなんでしょうか。あえて言うなら、『アンラッキー』だったということになります」

せっかく生活習慣に目を向けながら、結局は「人間の力の及ばない」ものとか「アンラッキー」という、空しく実りのない持論にもどってしまうのだ。

私たちいずみの会では**「聖人君子」とか「良妻賢母」といわれる人ほどガンになりやすい**とみている。そういう人たちは規範や信念を厳格に守り、自分の生の感情を抑えがちで、我慢強く、生真面目で、気を張って暮らしているだろうから、ストレス状態にあると思っている。強いストレスではないけれども、その状態が長期間続くとガン発症の一因になると考えている。

また、仕事などで過労状態ではなかったかという視点も必要だ。**過労がガンの引き金になるケースも多い**のだ。過労も生活習慣だから、生活習慣病の一因になる。

食事や運動に気をつけているという読者も、ストレスや過労を抱えていなかったか、冷え性ではないか、食事はよくても間食に甘いものを食べすぎていなかったか、などと追究することも大切だ。すぐに前言をひるがえすのではなく、一歩深く考えてみるべきではなかったかと思う。

また、野菜を多く食べているといっても、どういう食べ方をしているかも検討する必要がある。「野菜はたくさんとっているのに……」という人とは私もよく会う。しかし、くわしくきくと「レタスやキャベツやトマトに、マヨネーズやドレッシングをたくさんかけて食べている」というのだ。**マヨネーズやドレッシングはガンの栄養だ。**こういう例はじつに多い。私たちがすすめている玄米菜食の野菜は、緑黄色のあたたかい野菜（おひたしや煮たもの）である。レタスやキャベツなどの生野菜を大量にとると体を冷やすので、ガンにはよくないと考えている。

生活習慣病の人が太っているとは限らないことにも気づくべきだし、**そもそも生活習慣とは食事や運動の問題だけではない**ことも考慮に入れてほしい。心の状態も生活習慣病と深くかかわっているのは、まちがいないことだ（戦略2参照）。もっと広い意味での生活習慣（ライフスタイル）がガンの発症にかかわっていると考えるべきだ。「ガンになった原因はなにか」と、二十年以上も追究し続けてきた私たちから見れば、彼の追究は甘く、短絡的で、信念がない。

誤解しないでほしいが、コラム記事を書いた医師を個人的に責めているのではない。おそらく多くの医師が、ガンの原因についてはこのような短絡的で自信の持てない考え方をしているのではないかと思い、取り上げてみた。医師の多くは、病気の原因について考えることに慣れていないのだろう。

もう、「人間の力の及ばない」とか「アンラッキー」という言葉は使わないほうがいいと思う。患者さんが聞いたら失望するだけだ。

「ガンになる原因がわからない」というのは、「ガンは治せない」というに等しい。だから「早期に発見して、とりあえずガンの塊は取ろう。その後再発するかどうかは運しだいだ」というのが医師の姿勢になってしまう。その姿勢を患者さんは敏感に感じとり、大きな不安を抱えることになる。**そういう不安や心配こそが、ガンには一番よくないのだ。**

ご縁と気づき

長い年月を費やして身についた常識から抜け出すのは簡単ではない。しかしガンになったことをきっかけに、いろいろな人に出会い、いろいろな本に出会うと、抜け出すきっかけができる。

いずみの会に入会して、先輩会員たちの話を何度も聞いているうちに、ある日あるとき、突然「ああ、そうか！」と気づくときがある。そのときが自分の殻から抜け出すチャンスになり、その気づきをくり返すことでガンの常識から少しずつ抜け出すことができる。だから私は人の「ご縁」と「気づき」というものを非常に重視している。会を発足してから多くの医師の方ともご縁ができ、それは私たちの大きな気づきになっている。

ここで、いずみの会顧問医である岡田恒良《おかだつねよし》先生（名古屋市のなごやかクリニック院長）の話を紹介したい。先生はある市民病院の外科部長などを二十年間勤めた後、西洋医学のガン治療に納得できず退職。現在は心の問題を中心にした在宅医療専門の医院の院長をしておられる。

いずみの会定例会の講演録から、岡田先生の言葉を紹介しよう。

「ガンは氷山の一角。ガンを切ったり、抗癌剤でたたいたり、放射線で焼いたりして、氷山の上の部分を削ってなくしても、また下から上がって出てくる」

「重要なのは、なんで氷ができたかということ。それは『冷蔵庫』に入ってしまったからです。医療の現場では、あるいはさまざまな情報は、もっぱら冷蔵庫で冷やすようなことばかりやっている。三大療法をはじめとする現代医療の現実はほとんど冷蔵庫。よけいに冷やすようなことばっかりをやっている。『冷蔵庫＝不安や恐怖を感じる環境』。患者さんは冷蔵庫の中から抜けていくことがまず大事です。冷える環境から脱皮する努力をしなければなりません」

「冷蔵庫の外に出れば、氷（ガン）は自然に溶けてくる。なぜなら、不安や恐怖がなくなると血のめぐりがよくなるし、自律神経が解放される。これは経験者でないとわからないかもしれないが、必ず溶けてくる」

「それをさまたげているのがストレスで、その根源となっているのが自我なので、それに早く気がついてほしい。ストレスはあらゆる病気に関係する。おのおのの病気は社会のひずみに由来し、社会的ストレスが病気を生むことになる。自己を見直そう」

「自我」や「自己を見直す」という言葉は重い。ガン治癒への道はこれを抜きには考えられないからだ。現在の自分の状態をよく見つめ（自我）、その自分を変えていく（自己を見直す）ことがガン治癒には不可欠なのである。

自分を変えるためには、医師に治してもらうのではなく、自分で治していくぞという決意と努力が必要だ。都築さんもいっていた「自助努力」である。それは、文字通り、病気になった自分を自分で助ける努力をするということである。

「ガンは死病ではない」。これがいずみの会の常識だ。第一に「生き抜く」という希望を持つこと。三年から五年は生き抜くための基盤を築く時期と考えて「自助努力」を続けることだ。

その努力とはなにか。それは免疫力・自然治癒力で治す決意であり、「心の改善」と「食事の改善」と「散歩などの運動」を実践することである。

この三つについては後述の各戦略でくわしく述べるが、ひと言でいうなら、食事は動物性の食品を無縁食材として考え、玄米菜食中心の食生活に切り替える。心の持ち方としては、人生を見直し、日々楽しく笑ってすごし、強いストレスは避けるか割り切る。そして適度な運動もやる。こういうことで自然治癒力を活性化し、自分の手で健康をつかんでいく、というものである。

現代のガンの常識はまちがっている。ガンは自分で治せる病気だという、新しい視点を持とう。そこがガンから生還するスタート地点だ。

戦略2

ガンになった原因に気づく

原因は必ずある

都築さんや私のケースのように、ガンになるには、なるだけの原因が必ずある。その原因は一様ではない。個々の人の「ライフスタイル（生活習慣）」が原因になっているので、百人百様だ（私の場合は、大きなストレスや偏食のほかに、三十六年間も吸い続けてどうしても止められなかったタバコ、また車人間だったこともあげられる）。

だからまず、ガンになった人は自分のライフスタイルを見つめ直して、ガンになった原因をつきとめなければならない。「原因に気づく」とはそういうことだ。

ガンは生活習慣病であり、慢性病であると私たちは長年主張してきた。ストレスを抱え、偏った食事をし、運動不足の生活を長年続けているうちに、ガン細胞が少しずつ増殖してきたと思うからだ。

この主張はなかなか受け入れられなかった。しかし、この数年のあいだにようやく「ガンは生活習慣病だ」という考え方が各方面で認められてきた。

たとえば、「三大生活習慣病」という言葉がある。これをインターネットで検索すると、どのサイトも、三大とは「ガン」「脳卒中」「心臓病」であるとしている。そして、これらの病気の原因は生活習慣の乱れや、運動不足、ストレスなどが原因となっている。

また、平成十九年四月から実施された「がん対策基本法」には次のような記述がある。

第六条　国民は、喫煙、食生活、運動その他の生活習慣が健康に及ぼす影響等がんに関する正しい知識を持ち、がんの予防に必要な注意を払うよう（後略）。
第十二条　国及び地方公共団体は、喫煙、食生活、運動その他の生活習慣及び生活環境が健康に及ぼす影響に関する啓発及び知識の普及その他のがんの予防の推進のために必要な施策を講ずるものとする。

わかりにくい言いまわしだが、「ガンの原因は生活習慣にある」と示唆しているのは明らかだ。

著名な日野原重明《ひのはらしげあき》医師（聖路加《せいろか》国際病院理事長）も「ガンは生活習慣病」といっているし、先に述べた西洋医学の医師も、一時は「多くのガンは生活習慣病だ」と考えた。また、ある患者さんは次のような報告をしてきた。

「東大出身のガンの専門の先生が、『論より証拠のガン克服術』を取り出して、『これも参考にして治療をすすめますから、読んでおいてください』といいました」

手前味噌で恐縮だが、これだけでも一歩前進である。やっとこういう時代になってきたのかと、わずかではあるが変化を感じている。

しかし、ガンは生活習慣病という認識ができてきた一方で、いざガンの治療の段階になると、相も変わらぬ「三大療法」である。この矛盾した流れが、長いあいだガン死亡者数の急増を許してきたのだ。

ガンが生活習慣病であれば、なぜストレスの軽減、食事療法、運動療法などに取り組まないのか。糖尿病や高脂血症など生活習慣病の患者さんには盛んに指導しているはずである。なぜガンに限っては「三大療法」なのか。なぜガンだけを特別視しているのだろう。

手術の後こそが重要

私は、三大療法は絶対にやるべきではないといっているのではない。最小限の手術が必要なときもあるだろうし、ガン細胞が暴れているときは抗癌剤や放射線も一時的に必要なときもあるだろう。

私自身も手術を受けたし、いずみの会の会員の中にも、三大療法を受けた人は多数いる。**問題は、「その後」なのだ。退院した後の日々の生活が重要なのだ。**

本来、ガンは生活習慣病なのだから、医師はとうぜん、手術後は、ストレスの緩和と食事療法と運動療法などを患者さんに指導するべきだ。

そういうことは専門外で、指導できないということであれば、少なくとも、患者さん自身が勉強して、実行して、再発を防ぐ努力をするようにアドバイスをするべきだ。昔から今までそれがおこなわれてこなかったから、ガン死亡者増に歯止めがかからなかったのである。

「なにを食べてもいいよ」「栄養のあるものを食べなさい」「元の生活にもどってもいいよ」「ガンが出たら、また切ればいいよ」では、ダメなのだ。

「ガンは生活習慣病である」と認められだしたのは前進である。貴重な一歩だ。**さらなる一歩は、ガン患者さんが生活習慣を改めることだ。ガンは生活習慣病だから**

だ。

こんなわかりきったことが、病院では長年実践されてこなかった。ここにわが国のガン治療の大きな問題がある。

原因の六割は心にある

生活習慣病になる原因というと、まず考えるのは食事内容と運動不足である。そう思うのが一般的だが、それは狭い範囲の生活習慣を考えるからだ。もう少し広げると、仕事、家事、過労、酒、タバコ、趣味なども入ることになる。

さらに広範な意味での生活習慣となると、それは人生そのものになる。つまり、ライフスタイルだ。私たちはよくライフスタイルを変えようという言葉を使うが、それは人生を変えようというのに等しい。

ライフスタイルの中心をなすのは、「心」である。そして、生活習慣病に大きく関係しているのも「心」である。このことは見逃されがちだが、事実である。

ガンもまた、心の状態ときわめて密接な関係にあるのだ。**ガンになる原因の六割は心にあり、ガン治癒の力の六割は心にある。**私たちはそう思っており、これは信念でもある。

ここで、二人の会員さんの言葉を紹介したい。

「入会させていただく以前は、すべてではないですが、自分の考えが正しいと思い込んでいました。反省してみると、まちがいだらけの人生でした。三十四年間公務員として勤めましたが、頭が固かったのです。

私は自分では人並みの良き理解者だと思い過ごしてまいりましたが、じつは頑固で人さまのお役に立てるような人間でなかったことを反省しています。私がガンになった大きな原因のひとつにはその頑固さがあったように思います」（熊崎泰彦さん、六年在籍、手術できない４期前立腺ガンから復活した方）

「物事には必ず原因があって結果がある。でも、今の現代医学の治療法では原因は無視されている。『その人のものの考え方がどうなのか』などは一切とりあげない。病気だけを見て、結果的にだめになってもそれはしかたがないとしている。しかし、私から見れば、結果が一番大事。だからこそ、原因という問題をよく考えていただきたい」（Ｍ・Ｔさん）

もうひと方、岡田恒良先生（いずみの会顧問医）の言葉も記しておこう。

「病気になった人は体力が落ちています。そういう人に現代医学では、ガン細胞は悪いものだからなくさなければいけないといって、毒のような薬を投与したり、放射線をかけたりして治療をおこないますが、本当に治った人はわずかです」

「いくら蚊を殺してもドブを掃除しなければ後から後から発生してくるのと同じで、ガンも血液の流れをよくするとか、自律神経の安定とか、運動とかいった要素によって、免疫力や自然治癒力をつけてやらないかぎりは、また出てきます」

「対症療法（西洋医学の療法）はすべてに意味がないというわけではないですが、いつまでもそれに頼っていてはいけない。病院はうまく利用すればいいのであって、ここが悪いのだなとわかれば、あとは自分で治すしかない。（ガンになった）原因はもうみなさんはご自分でわかっておられると思います」

ガンになった責任を一〇〇%とる

自分のガンの原因がストレスであれ偏食であれ、そのほかなんであっても、**ガンを招いたのは自分自身だということを明確に自覚する必要がある。**

自分にガンができたのは、ストレスを加えた人のせいでもない、食事をつくった人のせいでもない、タバコ会社のせいでもない、神様のせいでもない、運のせいでもない、ミスをした医師のせいでもない、ガンの家系のせいでもない、すべては自分のせいなのだと、一〇〇％責任をとらなければならないのだ。

自分の体に起きた病気は、すべて自分に責任がある。自分の責任だからこそ、自分で治せる。これが「自助」である。もし、人のせいにしたら、その人に治してもらうしかなくなる。それは不可能だ。

自分の責任を逃れると、自助ができない。他人にすがり、医師に頼り、薬をあてにする。**自分の責任でないという気持ちがあると、ガンになった原因に気づかない。**「なんだかわからないけれどガンになった。何も悪いことはしてないのにガンになった。ひどい。自分がかわいそうだ」と、自分をあわれむようになる。そして、ストレスをためる。これでは、ガンがよくなるわけがない。

昔の言葉に「自分をあわれむな。それは毒になる」というのがある。毒とは、人に頼ろうとするマイナス思考であり、ストレスである。昔の人はよくわかっていたのだ。

戦略3

心の絶大な治癒力を知る

ガンはメスだけでは治せない

先に私は「ガンになる原因の六割は心にあり、ガン治癒の力の六割は心にある」と述べた。それは、人によっては八割にも九割にもなる。**「ガンになるのも、ガンが治るのも、心しだい」**といっても過言ではない。

ガンは特に心のあり方が大きく影響する病気だと私たちは確信している。自分自身が、あるいは会員の仲間が、もしくは友人が、現にそういう体験をしているからである。

戦略1に登場した三九朗病院・形成外科部長の堀田由浩先生も、似たようなケースに遭遇した人だ。ここで先生のその後を紹介しよう。

「ガンは切れば治ると信じて、いっぱい手術をしました。しかし、ガンは治せない、治らない。どうしてだろうと、ずっと悩んでいました」という先生は、悩みながらも全力でガン患者さんの治療にあたった。早期ガンの患者さんが、三カ月で突然悪化して亡くなったケースもあったので、患者さんから目が離せない。できるだけそばにいて病状を見た。

手術もあいかわらず多く、毎日が激務だった。二晩続けて徹夜ということもしばしばで、そこは若さでなんとか乗り切っていた。しかし限界がある。ガン担当の外科医として七年が経過したころ、ついに過労で倒れた。

「不整脈で心臓が乱れてしまいました。寝ているとき心臓が止まる夢を見て、目が覚めたとき頭痛がしたので、本当に止まったのかもしれません。もう体力的に続かないと思ったので、形成外科に変えてもらいました」

ガン担当の外科から形成外科へ異動したのだが、その形成外科もまた多忙な職場だった。形成外科では「熱傷センター」を担当した。そこは火傷の治療が主だった。ただの火傷ではない。患者さんの中には、人生に絶望して自ら火をつけて緊急に運ばれてくる重症者もいた。また堀田先生の懸命な治療が始まった。しかし、先生はこの仕事に一種の空しさを感じた。患者さんは自殺未遂の人で、死にたいと願っているのだ。治療で命を救っても、また自殺する可能性はかなり高い。

さらに、家族の中には、「かわいそうだから」という人もいる。かわいそうだから、そのまま死なせてやってくれとでもいうのだろうか。それじゃ私のやっていることはなんなのだ、という空しさだった。

先生はこの仕事を続けていくうち、自殺の「原因」を治さなくてはどうにもならないと思った。そしてその思いはガンの治療にも共通していることに気がついた。

ガンもまた原因を見つけて対策を打たなければ治せない病気なのだ。

早期治療しても再発する。再発したらほとんど治せない。再発する原因はなにか。そもそもガンができる原因はなにか。病院ではガンの原因には目を向けず、できてしまったガンを取り去ることだけに焦点をしぼる。自分もそうしてきたが、もう原因を抜きにしてはどうにもならないところまできている。

「人生に絶望した方の火傷も、ガンも、メスだけでは決して治せない病気なんです。原因を治していないのです」

絶望した人の火傷の原因は、本人の心にある。対して、ガンの原因はどこにあるのか。堀田先生はそこで行きづまった。しかし、ある患者さんの話で転機がおとずれた。

ある日、先生のもとに「ホクロをとってくれ」という高齢の男性がやってきた。きさくな男性で治療中に雑談になった。

「じつは先生、ワシはガンだったんですよ。肺ガンで片方を取ったが、もう十年もなんともなく生きている」

「よかったですね。よっぽど早く見つかったんですね」

「いや、手遅れでしたよ」

「えっ?」

堀田先生が驚いてくわしくたずねると、彼は次のような事情を話した。

肺の片側は手術で取ったけれど、後の検査でもう片方にもガンがいっぱい転移していた。手術はもうできないので、医師は抗癌剤治療をしようとした。すると彼は、突然怒りだした。

「治るといわれたから手術したんだ。ワシはもう退院する。ガンなど治っとるに決まってる!」と怒鳴って、むりやり退院した。

「怒鳴って出てきたら、その後十年間なんともない。ははは」

そんなことがあるだろうかと、堀田先生はにわかには信じられなかった。

「それじゃ、念のためにレントゲンを撮らせてください。もしまだガンがあったら、たいへんですから」

彼は素直に検査を受けた。その結果は「きれいな肺」だった。ガンは完全に治っていたのだ。彼は「ガンは治っとると自分にいいきかせてきた」という。「思いっきり怒って、治っとると宣言したからよかったのだろう」ともいった。

堀田先生はそのとき、数年前の胃ガンの患者さんを思い出した。彼は早期ガンだったのに、「三カ月で死ぬ、死ぬ」と信じ切って、結局その通りになってしまった。

一方、手術も不可能だった重症の肺ガンの彼は、ガンは治っていると信じ切って、もう十年も元気に生きている。

心がガンに与える影響を目の当たりにした思いだった。心というものはこれほど強力な作用をするものなのかと驚いた。しかし、心は目に見えない。西洋医学は目に見えないもの（心）を重視しない。心の病は精神科か心療内科の管轄で、治療法は主に薬である。堀田先生は心とガンは関係があると認めながらも、見えないものにどう対処すべきかわからなかったので、また行きづまってしまった。

堀田先生のその後は、また後述するとして、ここでは心の力について述べたい。

先生は両極端のケースに遭遇したわけだが、医療の現場では、医師が「不思議だ」と思うような例が少なくないはずだ。「ガンはミステリアスな病気だ」といった先生もいる。これは心の状態がガンを大きく左右するからだと思う。

私も多くのガン患者さんと接してきて、程度の差はあるが、心の強力な力は何度も見せつけられてきた。前著二冊にもそれは書いたし、会の活動の中でも常に目にしている。

肺ガンの男性の「ガンは治った」という気持ちは、「ガンを治すぞ」とか「ガンで死んでたまるか」という気持ちと同じである。つまり強力なプラス思考だ。

逆に、「三カ月で死ぬ」という気持ちは、「ガンは死病だから、もうダメだ」とか「余命六カ月と宣告されたから、六カ月で死ぬ」という気持ちと同じで、マイナス思考である。このマイナス思考について、『がんのセルフ・コントロール』（カール・サイモントン他著、創元社）という本では、「強度の不安や失望などのあとに、急速にガン細胞が成長・増殖する例があまりにも多い」と述べている。

つまり、**心の持ち方しだいで、結果は天と地の差があるということだ。**私も「スキルス性胃ガンに勝ってやる」と強く決意したから、危機が突破できたと思っている。マイナス思考というものは、普段の生活の中でも人にまとわりついている。世の中はストレス社会で、国民の大半が多かれ少なかれ「うつ状態」にあるといわれてきた。それがさまざまな病気の引き金になっており、「未病」という言葉も流行しているほどだ。百年に一度の不況の今、その傾向はさらに深まるだろう。

心と血流の関係

ではなぜ、心がうつ状態になったりストレス状態になると、病気になったりガンの原因になったりするのだろう。先にも述べたが、従来の西洋医学では心と病気の関係にほとんど興味を持っていない。心は「見えない」ものだから、非科学的なものとして治療には取り入れない。彼らは「見えるもの」だけで治療にあたる。ガンの場合は、手術、抗癌剤、放射線、最先端治療がそれである。

しかし、心と病気の関係には科学的な根拠がある。その根拠とは、**「心は血流と深い関係にある」**ということだ。心には血液の循環を大きく左右する力があるのだ。これは非常に重要なことである。

たとえば、高血圧症の人が怒ったりイライラしたりすると、さらに血圧が上がり危険な状態になることがある。それはなぜか。「怒る」などのストレス状態になると、血管が収縮して「狭くなる」ので血流が急流になり、血圧が上がるのである。上がるだけでなく、急流に血管が耐えられなくて破れると「脳卒中」などになる。これは西洋医学の医師も認めている症状だ。

ではなぜ、ストレスは血管を狭くするのだろう。そのメカニズムについては、すでに多くの医師が説明している。

まず、拙著『論より証拠のガン克服術』から岡田恒良先生の話を引用したい。すでに読まれた読者もおられると思うが、重要なのでもう一度紹介する。

「ガンにかぎらず、ほとんどの病気は自律神経のアンバランスが原因になります」

「自律神経には交感神経系と副交感神経系の二つがあり、交感神経が働くと血の流れが悪くなり、副交感神経が働くと血の流れがよくなります」

「リラックスしているとき、食欲があるとき、笑ったとき、楽しいときなどは副交感神経が働いて血の流れがよくなっている状態。ストレス状態のときは血の流れが悪くなっているので、それが結局は病気の元だよということですね」

「一般に、交感神経系が血管を細くし、副交感神経系が血管を広げます。また、強いストレスでは交感神経が作用し血流が悪くなり、リラックスしていると副交感神経によって血流がよくなります。だからといって、ゆるみっぱなしではダメで、両者のバランスがもっとも大事です。その自律神経のバランスをとるものは、結局は『自分の意思』でしかないのです」

岡田先生は血液の大半を占める「赤血球」も重視している。「赤血球がすべての細胞の元である」という立場から、血液の「質」や「流れ」が人の生命力を左右しているという。

赤血球の直径は八ミクロンだが、毛細血管の最も細いところは直径三ミクロンだそうだ。それでも赤血球は変形しながらそこに進入していくという。だから、ストレスで血管を細くしたり閉じたりすると、赤血球はその先に進めなくなり、細胞に致命的な打撃を与えることになる。つまり、傷《いた》んだ細胞が修復できないということであり、ガン細胞の増殖も許してしまうことになる。

ストレスと交感神経と血流の関係を指摘している医師はほかにもいる。また新聞記事からの抜粋になるが、痛みの治療専門の「緩和会　横浜クリニック」院長の立《たて》山俊朗《やまとしろう》氏も次のように述べている（二〇〇三年五月四日付「毎日新聞」）。

「病気や傷が治るのは、人間の体に元々備わっている自然治癒力によるものです」

「自然治癒に一番大切なことは、病気が生じている組織に充分な血液が流れることです。血液が流れると、体の組織に酸素や栄養が流れ、傷ついた組織の自己修復力が活発になります」

「一方、血流が低下すると、組織に老廃物や体によくない物質がたまって痛みの原因となり、組織の修復は遅れてしまいます」

「私たちが神経と呼んでいるものは、（中略）このほかに通常あまり意識しない自律神経と呼ばれる交感神経と副交感神経があります。この二つの神経は、バランスをとりながら体のいろいろな機能を微妙に調節し健康を維持しますが、心のストレスや体の痛みが強いと交感神経の緊張が強くなります。そうすると体は硬くなり、血流が低下します」

もう一人、『専門医が書いた「よい眠り」を取り戻す本』（実務教育出版）から、「グッドスリープ・クリニック」の斎藤恒博《さいとうつねひろ》院長の説を紹介する。

「体全体が健康であれば、快適な睡眠が得られるのです。その最大のポイントは血液の流れにあるといえます」

「ストレスをためないことも重要です。先にも述べましたが、怒ると血圧が上がるように、ストレスは自律神経を乱し、血管を収縮させて血行を悪くしていると考えられます。ストレスが不眠を招く理由はそこにあるかもしれないのです」

「できるだけストレスをやわらげて、心身ともリラックスして眠ると、大量の血液が体全体を巡ります。毛細血管を通して血液がすみずみの細胞にまで到達して、疲れた細胞を癒します」

「みなさんご存知のように、血液は細胞に必要な栄養と酸素を運びますね。そして、老廃物を持ち帰ります。つまりは血液が疲れを癒すのです。その血液が大量に流れるのが睡眠時なのです。ですから、眠っているときは深い呼吸をして、大量の酸素を血液に提供しなければなりません」

このように複数の医師がそれぞれの立場から心と血流の関係を立証している。それはすなわち、心と病気、心とガンの関係を裏づけていることにもなるのである。だから、ガン患者さんはガンは治るものだと確信して、毎日を明るく元気にすごし、希望を持ってガン対策に取り組んでいくことが必要不可欠だ。心の、この絶大な治癒力に気づき、「ガンなんか、自分で治してやる」と決意しよう。

戦略4

ガン性格を変える

ストレスが再発の要因に

「ガン性格」という言葉は、一九六〇年に心理学者のローレンス・ルシャンという人が初めて使ったそうだ。ある種の性格特性をもった人は、ガンの発症率が高いと提唱し、当時の多くの人を驚かせたらしい。

ローレンス氏は、数百人のガン患者さんと面接してこの説を発表した。ガン患者さんの共通点は、**①辛抱強い性格、②反抗心を抑制しがちな性格、③自己評価が低い**（自分に自信がない＝中山の解釈）、というものだった。そして、多くの人がガン発症前に、離婚や大切な人との死別などの喪失体験をもっていたという。

「ガン性格」というものは確かにあると思う。私もガン性格だった。冒頭でも触れたが、私は一匹狼タイプの負けず嫌いで、他人と協力するというのが不得手であった。一人で突っ走る性格に加えて頑固者で、それゆえに人間関係にも摩擦《まさつ》をつくることが多々あった。

また、都築さんと同じように自営業だったから、立場上、利益の追求は常に頭にあった。それほど強く悩んだ記憶はないが、これらのことがストレスを生み、徐々に蓄積していたのだと思う。とはいえ、再発する前は、仕事のことでかなり悩んだ記憶がある。いま思うと、そのストレスが再発の要因になったことは否定できない。

私などは、自分でストレスをつくりだすタイプといえる。つまり、事件・事故・不慮《ふりょ》の事態には遭遇していないけれども、日常生活の中でストレスをためてしまうタイプだ。

不慮の事態などは外的要因のストレス、日常生活のストレスは内的要因のストレスといってもいい。また、前者は一度にドカンとくるストレス、後者は長いあいだに少しずつ蓄積するストレスといえる。これはどちらもガンの原因になる。

少しずつ蓄積するストレスの中には、たとえば、「生真面目で一途な人ほどガンになりやすい」というものがある。これにはガン患者さんの多くが「身に覚えがある」という。

生真面目な性格は、ローレンス氏が指摘している①辛抱強い性格、②反抗心を抑制しがちな性格、③自己評価が低い（自分に自信がない）の三つと一致している。真面目でまっすぐな人は、辛抱強くて反抗心を抑えている人である。また、自分に自信が持てないからこそ、仕事や世間に生真面目に対処し、評価を得ようとする。

そういう窮屈な生き方より、多少は曲がって、楽しく自由に生きたほうが体には良いということだ。年寄りくさい例を出すようだが、老子という人は「曲則全」といった。「曲なれば則《すなわ》ち全《まつた》し」と読むそうで、「（木は）曲がっていればこそ（切られずにすみ）命を全うできる」という意味だ。

これは特にガンという病気にあてはまる。「曲」とは、人が心を解放して自由な精神で、ときには倫理や規範からはずれて生きることを指している。反対に、清廉《せいれん》潔白で実直で聖人君子のように、あるいは良妻賢母のように、生真面目にまっすぐに生きると、窮屈な緊張した人生になる。すなわち**ストレスを長期間抱えることになり、ガン発症の一因になる**といえるのだ。

このことをいずみの会のみなさんはよく理解しているので、それぞれかなり自由に振る舞っている。**いいたいことは遠慮なしにいうし、いやなことはいや、できないことはできないとはっきりいう。がまんしないし、よけいな神経は使わない。そ**

してよく笑い、活発で明るい。

みんなで旅行をするときなど、にぎやかすぎて大変だ。ガン患者さんの団体だと聞いた旅館の人たちは、みな一様にびっくりする。会員のみなさんは、笑うこと、明るくすごすことが免疫力を格段に上げると知っているのである。

先の『がんのセルフ・コントロール』という本では、「ガン性格」について次のように述べている。

【ガンが悪化するような性格の人】

①他人に自分をよく見せようとする傾向がある人
②自己弁護の傾向がある人
③不安な気持ちにかられやすい人
④他者に愛情表現を求めていながら、じっさいにそのような表現に出会うと、素直に受け入れられない人
⑤生の感情を表出する「はけ口」をもっていない人（E・M・ブラムバーグ）
「陰性感情（怒りなど）を表出しない人や、うわべをいつもとりつくろう人が発病しやすい（ローレンス・ルシャン）」

また、『内なる治癒力』（スティーヴン・ロック他著、創元社）という本では次のように述べている。

「うつ状態の人は、生体の調節機能を喪失し、異常なほど多量のコルチコステロイドを分泌。免疫機能は落ち込む」

「一九六七年、心理学者のジョージ・ベイラントは『生活の中での試練やストレスを上手に処理できない人は、できる人よりも約四倍も病気にかかりやすい』と発表した」

怒るのをやめる

ここで一つ気をつけていただきたいことがある。それは、怒りなどの生の感情を表出するのはいいが、それが尾を引いてかえってストレスになる場合があるということだ。**怒りにはストレスが発散できる場合と、ストレスが倍増する場合がある**ということを知っておきたい。

人は誰でも「業《ごう》」というものを持っている。「業が煮える」というのは、腹が立ってイライラするという意味だし、「業腹《ごうはら》だ」というのは、頭にきたという意味だ。

ガンにとって、このような怒りの感情は一番よくない。この業の強い性格がすなわち「ガン性格」ということではなかろうか。ガン性格を変える第一歩として、「怒るのをやめる」という方法も効果的だと思う。

前述の肺ガンの患者さんの「怒り」はよかった。「もう治っとる」と医師に怒鳴った怒りは、業が煮えた怒りではない。後を引かない、スッキリした怒りで、医師を憎む気持ちではなく、自分にカツを入れる気持ちといえる。同じ怒りでもまったくちがう意味があることも知っておきたい。

ここで、定例会の講演をときどきしてくださる楊衛平《ようえいへい》先生（愛知淑徳大学教授、医学博士、いずみの会講師）の話を紹介したい。

楊先生は中国の方で、二十数年前に来日して日本語を学びながら研究を重ね、名古屋大学で医学博士号を取得し教授になられた。「漢方薬」が専門だが、ガンと心の問題も重視している人である。

「心の持ち方は大事です。漢方の考え方では、怒りは血管と肝臓を悪くし、悩みは胃腸を、悲しみは肺を、恐怖は腎臓を、突然の大きな喜び（興奮）は心臓を悪くするとしています。つまり、ストレスは万病の元です」

「また、漢方では『元気』をとても重視しています。ガンになっても心が元気な人、体によいものをしっかり食べる人、旅行などを楽しめる人は、そうでない人と結果がまったくちがいます。どんな病気になっても明るく、元気さえ維持すれば、すぐに危なくなるということはない。逆に元気がない人が急激に悪化します」

「ガンの患者さんを見ていると『ガンだよ』と聞いたとたん、すぐ負けちゃうんです。心が先に負けちゃう。将来に対して絶望感ばかりなのです。食欲が落ち、意欲も落ちます。そういう人にいくら治療しても反応はにぶいです」

「ガンがゆっくり進んだ例があります。肺ガンが見つかった友人の女性がいますが、手術をしないでそのまま放っておいて、もう十年も元気に生きています。発見したときから少しずつ大きくなって、十年で二cmになりました。進行が遅いので主治医は驚いています。彼女は『ガンは友達だ』と思うようにしてきたそうです。しなやかな心でガンと向き合うことは非常に大事です」


もうひと方、小宮山《こみやま》かよ子先生（ＭＣＬ研究会代表、いずみの会講師）の言葉も紹介する。

「病気の人はくよくよして『気』が陰気になります。反対に丙火《へいか》（太陽のこと）といって、人をうらやんだり憎んだりせず、いつも明るくして楽しいことばかりをいい、大笑いしていると、病気はそれだけでよくなっていくものです」

「現代という時代は非常に人工的なシステムになっています。自然から遠のいた暮らし方をするようになった結果、「気」が乱れてしまった。自然とともに自然体で暮らしていれば「気」も宇宙に連動してバランスがとれてくるのです」

ガン性格を変えるというのは、なかなかにむずかしい。生まれ落ちたときから、営々と形作られたものだからだ。だから、性格を一〇〇％変えるのは不可能だ。私などせいぜい六〇～七〇％というところで、まだまだ悪い性格が残っている。しかし、**六〇～七〇％だけでも、二十五年間もスキルス性胃ガンの転移が防げている。**「性格を変えるなんてムリだ」とあきらめずに、まずは六〇％変えることを目標にやってみよう。ガンをやっつけるためには自分で取り組むしかないのだ。**他人を変えることはできないが、自分を変えることはできる。挑戦していこう。**

戦略5

玄米菜食を徹底する

ガン体質を変える

これまでガンの原因はライフスタイルにあり、ガンは生活習慣病の一つだと述べてきた。そして、気質（心）を改善することが最も大事だと述べてきた。

この項ではもう一つの要因である「ガン体質」を変えることについて述べたい。

ガン体質とはガンを生じるような体という意味だ。それは、血液がガンを生む状態になっているということだ。あるいは過労、睡眠不足、喫煙、栄養の偏り、心の病などで身体機能が低下し、自然治癒力が弱まったので、ガンの発症を許してしまったとも考えられる。ここではまず、血液の状態について述べたい。

ガンを生む状態になった血液を漢方では「瘀血《おけつ》」という。

「瘀血はガン体質の一つと考えていいでしょう。ガンには栄養の過剰が問題なのです。ガンの餌《えさ》になりますから」（松井病院・食養内科、長岡由憲《ながおかよしのり》部長）

「血液があちこちで詰まって、血の巡りが悪くなるのが瘀血です。瘀血になると体が冷えてかたまって、ガンになりやすい体質になります」（楊衛平教授）

それではなぜ瘀血になるのだろう。それは食べ物が原因になる。肉類や脂ものに含まれるコレステロールと中性脂肪が瘀血にするのである。

血液のコレステロールや中性脂肪が多くなるとドロドロの状態になる。ドロドロとは赤血球や白血球などが自由に活動できなくなる状態をいう。血液の大半は赤血球だが、それがブドウの房みたいに凝縮されてしまう。その房に囲まれて白血球も身動きがとれなくなってしまうのだ。

赤血球は細胞に酸素を運び、栄養を運び、ホルモンを運ぶ。そして細胞の老廃物を持ち帰って捨てる。細胞を再生する作用もある。また白血球は細菌を捕まえて殺す作用がある。血液中だけでなく他の組織にも移動して活躍し、免疫力強化にも作用する。リンパ球もＮＫ細胞も血液の中にあるのだ。

これらの血球がコレステロールや中性脂肪で凝集されて活発な活動ができないと、正常細胞は深刻な打撃を受け、ガン細胞が増殖する。「肉はガンの餌」というのはこれを指す。

コレステロールと中性脂肪は、高脂血症、心筋梗塞、高血圧、動脈硬化なども招く。これらの生活習慣病の原因は血液にあり、ガンの原因も血液にある。生活習慣病とガンの原因は同じなのだ。国も医療界もこのことに気づき、国民に警告すべきだ。「ガンの原因はわからない」とか「人間の力の及ばないもの」などと迷っているから、ガンの患者さんは減らないし、死亡者も減らない。

さてそれでは、ドロドロの血液を正常に戻すにはどうしたらいいか。それはコレステロールと中性脂肪になる食べ物を一切とらないことだ。単純明快な理屈である。ただ、血液をきれいにするには時間がかかる。**ガンの場合は、少なくとも三年間は肉や脂ものを食べてはいけない。**

そして、いままで食べなかったものを食べる。つまり、玄米、緑黄色野菜、根菜類、芋類、大豆と大豆製品、ゴマなどの種実類、キノコ類、小魚、病状に応じて少量の白身の魚、植物油（病状による）、海草などである。これが「玄米菜食」だ。

そうすれば血液は流れやすくなり、赤血球も白血球も本来の元気な活動をとりもどす。ひいては自然治癒力も免疫力も高まり、ガン細胞を撃退するというわけだ。**「ガン体質を変える」とは、血液の質を変えるという意味でもある。**

「食養内科」の功績

私たちは「玄米菜食」という食事療法にも大きな効果があると考え、ガン患者さんにすすめているわけだが、その基本は松井病院・食養内科に習っている。

会に入会された患者さんには、まず玄米菜食の効果やメニューについて説明をする。しかし、その人がなにを食べたらいいかは、体質に個人差があるので一律に軽々しくはいえない。できるだけ早いうちに食養内科に行って、くわしいことを学ぶようにすすめている。すぐには行けない人には、いずみの会のベテランのスタッフにアドバイスしてもらっている。

ここで、食養内科を体験している杉本典子さんの言葉を紹介する。先に述べたように、彼女は腎臓ガンの手術後いずみの会に入会し、自助努力を続け、十二年間再発を防いでいる人である。

「私のガンの主な原因は、心のストレスと、冷えと、飲食物にあったと考えられます。心のストレスには、カウンセリング講座を受け、月一回の自主グループ活動を続けて、考え方を変え、心が軽く楽になりました」

「冷えは、食養内科のスタッフに教えていただいた絹の五本指靴下と綿ソックスのています」

「飲食物は食養内科の『日野式食養生』を実行しました。夫もほぼ同じものを食べ重ねばきで改善でき、冷えによる頻尿やイライラもなくなりました」

杉本さんはまさに心の改善と食事の改善と冷え対策に取り組み、十年以上も再発を防いできたのである。心の改善についてはすでに述べた。冷えについては戦略7で述べる。ここでは杉本さんのいう飲食物、つまり「日野式食養生」に注目したい。「日野式食養生」のメニューは病気の種類で異なる。しかし、基本となるメニューはある。この基本メニューから、種々の病気に応じたメニューがつくられるのだ。

基本メニューは、先にも述べたように、**玄米、緑黄色野菜、根菜類、芋類、大豆と大豆製品、ゴマなどの種実類、小魚と少量の白身の魚、植物油、海草など**で、一日の摂取エネルギーは、一六〇〇から一八〇〇kcalである。

私が「食養内科」と「日野式食養生」をガン患者さんに紹介する理由は、長年の豊富な実績があり、どこよりも信頼できるからである。

日野先生は一九八九年に多くの人に惜しまれながら亡くなられた。以後は長岡由憲先生が引き継いで活躍しておられる。日野先生は貴重な著書を多数残している。

ここでは『慢性病の食養生』（主婦と生活社）、『人間の栄養学を求めて』（自然社）、『あなたは病気を食べている』（文化出版局）の三冊（いずれも絶版）から私が学んだことを述べていきたい。

まず、ガンに対して日野先生がどう対処したか、次に治癒例を一つ紹介しよう。

◎三十四歳主婦。乳ガン。右脇下にクルミ大に腫れたリンパ節も。

手術前の体力をととのえるために日野式食養生を実施。漢方薬も四種使用。

入院十日後、外科で手術。外科医の報告は、「転移があって全部とることができなかった」。

術後の痛みは軽く、四日後より気分も落ち着き食欲もでる。抜糸後の経過も順調。食養生をきちんと守り、一カ月後に病状の安定をはかるため十二日間の「絶食療法」。さらに調子がよくなり退院。

九カ月後、体質改善と食養生を覚えるため再入院（一カ月）。絶食療法六日間。体調がますますよくなる。さらに四カ月後に、絶食療法六日間。転移しているガンについては本人に知らせていない。若いときより体調がよいという。一年後、四回目の絶食療法（十二日間）。体調すこぶるよし。五年経過しても、ガンの再発を疑わせる症状は認められない。

「絶食療法」は、末期ガンで体力が衰弱している患者さんには危険なのでおこなわないそうだ。また、絶食療法は長期間入院の人が可能で、いずみの会の人は一週間ほどの体験入院なので絶食療法はない。希望者は先生と相談してほしい。医師の管理が必要になるから、自宅で自分勝手にやっては絶対いけない。

日野先生は、「ガン発生には、長年の不自然食、極端な偏食、カルシウム不足などが大きく関与している」と述べている。そして、ガンの場合も生活習慣病の場合と同じように、日野式食養生に準じた食養生をおこなう、としている。

ガンの場合、**特に避けたい食品は、牛肉、豚肉、赤身魚、牛乳、乳製品、鶏卵、ラード、ヘット、白砂糖、清涼飲料水、アルコール類、塩辛い食品、わらび**、などである。

この例で注目したいのは、転移したガンを取らなくても食事療法で改善できたことだ。**手術は最小限でいいのである。**また、手術前に食事療法をするのがすばらしい。一般の病院では手術前に抗癌剤を打つケースがあるようだが、抗癌剤で体調を悪くしてから手術を受けるのは心配である。

次に、いわゆる「心の病」の一つである自律神経失調症の治癒例を紹介したい。

◎三十七歳、栄養士。痩せ型。食事は、カステラなどの甘いものと紅茶、果物、脂っこいものが大好物。二十代後半から頭痛。仕事中や入浴後に卒倒することも二〜三回。生理時には、腹痛、吐き気、目の芯が痛む。手足の冷え。偏頭痛。肩こり。便秘。のどの渇き。極度の食欲不振。

人に会うと心臓がドキドキして、神経が集中できなくなり、仕事にも自信がなくなる。自律神経失調症（不定愁訴症候群）と診断。

入院と同時に日野式食養生とニンジン汁二〇〇mlを指示。口の渇きや便秘に対しては漢方薬二種。さらに脊椎矯正法と温冷浴の物理療法も併用。一週間後、手足の冷えがなくなる。食欲も出て、なにを食べてもおいしい。

体質改善と病状の安定をねらって、九日間の絶食療法（減食期三日間）。終了後は、ここ十年経験したことのない快適な空腹感を覚えると大喜び。その後、食欲のコントロールを覚え、以前より太って、自信もとりもどして、元気に退院。

この例では、自律神経失調症という精神的な疾患にも日野式食養生は大きな効果があることに注目したい。ほかに「うつ病」などを治した実績もある。玄米には神経系の機能を維持する働きがあるのだ（110頁参照）。

つまり、患者さんの「ストレス」も軽減できるということだ。この女性は食養生のほかにニンジン汁と冷え防止も実行している。これはガン対策とほぼ同じである。

現在社会は、うつ病やパニック障害が急増している。子供から大人まで、ストレスに耐えられずにすぐキレる。そして、ガンが蔓延《まんえん》していく。これらの要因に「偏食」があることはまちがいない。

日野先生は自律神経失調症について、著書の中で次のように述べている（要旨）。

「脳神経を形づくっている細胞（神経細胞）には、適切な栄養が必要である。もし、長期間栄養素が不足すると、当然神経の働きが悪くなる。自律神経失調症には栄養のアンバランスが関係していると考える。その他、過労も誘引になる」

「治療としては、日野式食養生で改善されるケースが多い。バランスのとれた栄養をとる。偏食しているかぎり、症状の好転は望みがたい。心理療法で症状の軽減がはかれることもある。患者に病気の本質を理解させ、不安をとり除き、予後を保証する」

「精神安定剤には安易に頼らない。この薬は、脳神経系症状の出現を『おさえる』ものので、長期連用は副作用が心配」

ガンを含む生活習慣病（慢性病）に、食養内科の日野式食養生（玄米菜食）が、いかに効果的であるか、その治癒例は日野先生の著書に多数記載されている。日野先生のもとに来る患者さんの中には、一般の病院を十カ所もまわってそれでも治らなかった人がいた。また、薬剤を二十種類飲んでいた人もいた。それほどではなくても、病院を転々として、薬漬けになった患者さんがかなり多いのである。そんな患者さんの苦痛を知ると、**残念ながら西洋医学では生活習慣病は治せないといわざるをえない。**ガンの手術も応急処置と考えたほうがいいだろう。抗癌剤や放射線治療を受けたとしても、一時的に症状をおさえただけだと認識したほうがいい。問題はその後の体質の改善なのだ。**「応急処置の後の体質改善」が肝心だ。**このことをしっかり覚えておいていただきたい。

添加物は避ける

日野先生は、「ガン発生には、長年の不自然食、極端な偏食、カルシウム不足などが大きく関与している」としている。そして、カルシウムを減らす添加物、「重合リン酸塩」に警告を発している。

小魚、海藻類、緑の濃い野菜などでせっかくカルシウムをとっても、添加物の「重合リン酸塩」がカルシウムを排泄してしまうというのだ。

「重合リン酸塩」は、ハム、ソーセージ、ちくわ、かまぼこ、清涼飲料水、缶詰、醤油、佃煮、ソース、食酢、漬物類、味噌、豆腐、アイスクリーム、酒類、めん類、チーズなど非常に広く使われている。

「重合リン酸塩」は、加工食品の膨張性、保水性、結着性を増し、変色変質の防止、味の調和、風味の向上などにも効果があるのでよく使われるのだ。さらに、食品の歯ごたえをよくする「しこしこ感」を出すので、練り製品には欠かせないものとなっている。

「重合リン酸塩」は、毒性がほとんどないということで、使用制限がないらしい。しかし、「重合リン酸塩」はカルシウムと結合して作用するので、カルシウム不足になるという。

現在、冷蔵庫はすべての家庭にあるし、その中には加工食品がつまっている。しかし、ガンの予防と治癒には必要ないものばかりだ。**ハム、ソーセージ、ちくわ、**

かまぼこ、清涼飲料水、缶詰、佃煮、ソース、アイスクリーム、酒類、チーズなどを口にするのはやめよう。とくにアイスクリームは、砂糖と添加物の塊だ。しかも冷たい。ガン患者さんには厳禁だ。

また、日野式食養生は「薄味」を基本にしている。薄味にすれば添加物も減るからだ。醤油、味噌などの調味料にはかなりの添加物が含まれている。薄味は、塩分を減らす効果だけでなく、添加物を減らすことにもなるのだ。

薄味にして、調味料の味から離れて、一口五十回以上は嚙んで、野菜などの素材の味を楽しもう。玄米を食べると自然によく嚙むようになる。おかずもよく嚙むようになり、素材の味が好ましくなる。濃い味付けがいやになり、加工食品も食べたくなくなる。

牛乳も飲まない

牛乳にはカルシウムが多いといわれている。しかし、じつはそれほどでもない。次の表を見ると牛乳のカルシウムは少ないのがわかる（食品一〇〇g中のカルシウム量）。なお、日本人の成人の一日当たりのカルシウム必要量は七〇〇㎎だそうだ。

ワカメ　一三〇〇mg
コンブ　七四〇～一二〇〇mg
小魚の田作り　一五〇〇mg
しらす干し　五三〇mg
小松菜　一七〇mg
しその葉　一九七mg
大根の葉　一九〇mg
切干大根　四四〇mg
牛乳　一〇〇mg

カルシウムをとるときは、ワカメやコンブなどの海藻類と、小松菜などの濃い緑の野菜や切り干し大根、そして小魚類を食べればいい。牛乳はむしろ飲まないほうがいい。

牛乳は子牛の飲み物で、子牛が早く大きくなるための栄養がある。しかし、人間は大きくなるためだけに栄養をとるのではない。生後一年間にたいへんな精神的発達をしなければならない。言葉を覚え、知恵を学ぶ。そのために母乳を飲む。母乳には精神発達に必要なレシチンやミネラルが含まれているという。牛乳にはそれが欠けている。さらに、母乳よりヨード、鉄、銅、マンガン、レシチンも少ない。

人間と牛は生物学的にずいぶんちがう。牛乳を飲み続けると、生活習慣病にかかりやすくなり、腰痛が出やすくなるという。また、アレルギー性疾患にかかる率も高くなる。

砂糖もガンを悪化させる

生活習慣病に砂糖は禁物である。もちろんガンにもよくない。それは肉類や脂ものと同じような作用をするからだ。砂糖をとりすぎると低級な皮下脂肪に変わる。だから太る。血液もドロドロにするし、血管の壁に付着して血流を悪くするのだ。

また、砂糖はカルシウムも著しく消費する。日野先生は、ガン発生の一因にカルシウム不足をあげている。つまり、ガンの治癒にはカルシウムが欠かせない。そのカルシウムを砂糖は減らしているのだ。

しかし、砂糖の害はこれだけではない。じつは砂糖は精神を乱し、強いストレスも生むのである。『食原性症候群』（大沢博著、ブレーン出版）という本で学んだが、砂糖の害については次のようなことがいえる。

①白砂糖をとりすぎると、インシュリンが過剰に分泌され、低血糖になる。低血糖は脳へ影響し、精神生活に悪影響をおよぼす。

②インシュリンはすい臓から出るホルモンで、これが増加すると低血糖になり、減少すると高血糖になる。

③脳のエネルギー源はおもにブドウ糖なので、低血糖のときには「中枢神経症状」が最も早く強く現れる。

④中枢神経症状とは、奇妙な行動、不安、けいれん、人格変化などである。また、頭重《ずじゅう》、発汗、吐き気、下痢などの自律神経失調の症状も出てくる。

つまり、砂糖を多くとると、高血糖になるが、インシュリンの作用で低血糖になり、低血糖は中枢神経症と自律神経失調症を引き起こすというのだ。わかりやすくいうと、「砂糖は体も心も狂わせる」ということだ。

人の体には、糖類は穀物や野菜に含まれているものだけで充分である。**ガン患者さんは、少なくとも三年間は砂糖を完全に断ち切ろう。**どうしても甘いものがほしくなったら、サツマイモを食べよう。

「中山式変法」という食事療法

あるとき、食養内科で活躍されている長岡由憲先生が「日野式食養生を一部変えて、ガン患者限定の中山式変法をつくった」という小論を私に送ってくださった。

中山式とは光栄で恐縮だが、これは長岡先生がいずみの会の患者さんのケースから学んだことなので「いずみの会式」といえるだろう。

「日野式食養生を一部変えて」というのはどういうことか。これはガン患者さんにとって非常に重要なことなので、先生の小論を引用しながら説明したい。

じつは、長岡先生は一時期、日野式食養生ではガンは治せないと悩んでおられた。

「日野式食養生でいろんな病気が改善していくのを見てきました。それはすごいものだと思っていました。しかし、ガンだけは別でした。過去に治癒例はあったものの、日野先生もガンは食事療法では治らないといっていました。そして自分がガンになり、ガンで亡くなったのです。だから私もガンは食事療法では治らないのだと思っていました」

長岡先生のいうように、日野先生は残念ながら六十代で腎臓ガンで亡くなられた。しかし私は、日野式食養生がまちがっていたとは思わない。これまで述べてきたように「ガンになる原因の六割は心にある」と認識しているので、日野先生のガンの大きな原因は「疲労からくるストレス」ではなかったかと推測している。

日野先生は長年非常に多忙な診療活動を続けてこられた。慢性病の患者さんの中には、一般の病院を転々としてそれでも治らなくて来院するという重症の人がかなりいたらしい。おそらく日野先生は息をつく間もなかったと思う。それほど熱心で誠実な医師であった。

また、西洋医学中心の医療界で東洋医学の治療を進めていくことでも多大なストレスを背負ったはずだ。そういうストレスと疲労がガンを発症させたと私は考えている。だから日野先生がいった「食事療法では治らない」という言葉も、食事療法「だけ」では治らない、という意味だと解釈している。

しかし、長岡先生にとっては日野先生の死が大きく響いたようだ。その後は「ゲルソン療法」やその他の代替医療などを試みたが、効果が出るケースと出ないケースがあり、先生はガン治療に限界を感じた。

「ガンは診ないと決めました。私の仕事ではないと自分で決めたのです」

ところが私は食事療法をじっさいに試しており、これがガンの転移を防いだ要因の一つになっていたので、日野式食養生を信頼していた。ガンの体質改善に必要だと考えていたのだ。

だから、会の患者さんを次々と長岡先生に紹介し入院の手続きをしてもらった。これは治療のためではなく、一～二週間入院して食事の勉強をするための「教育入院」である。長岡先生は「ガンは診ない」と決めていたから、次々と訪れるガン患者さんにとまどったようだ。

「私はそれに対して、別に断ることなく受け入れてきましたが、自分の気持ちとしては、この食事は別にガンが治るという食事ではないので、はたして役に立つのかなあと思っていました」

しかし先生は、再びガンと対峙《たいじ》しなければならない状況になる。それは拙著『論より証拠のガン克服術』の出版がきっかけだった。

「その本を読んだガン患者さんが、食養内科の外来に、いずみの会を通らずに直接来られるようになりました。本で食養内科が紹介されているので断るわけにもいかず、またガン患者さんを診ることに方針を変えました」

長岡先生は再び日野式食養生を指導することになった。しかし、日野式食養生がどうして効果的なのかがわからなかった。それは「玄米菜食」という言葉に不信感を持っていたからだった。

「玄米菜食は日野先生が『栄養失調になる食事だから、長く続けてはいけない』と戒《いまし》めていた食事療法です。私は中山さんの玄米菜食に対して疑問を持っていました。玄米菜食でいいのだろうか。松井病院での日野式は魚が充分出ているので玄米菜食ではありません」

玄米菜食は文字通りにいえば、魚などの動物タンパクは含まれない。ただ、私がいう玄米菜食は日野式食養生が基本になっているから、白身の魚や小魚も含まれる。そして、患者さんの体質によってその量を減らしたり、ときにはまったく抜くこともありうると考えている。

先の都築さんが、魚類を全部抜いた食事にしたのを思い出してほしい。食養内科では長岡先生のいう「魚が充分の食事」が都築さんに出たはずだ。しかし、先輩のAさんのアドバイスを受けて、自分で判断して魚を食べなかったのである。

私の場合をいえば、小魚類は少し食べていた。魚を抜くか抜かないかは、病状に応じて患者さんが決めればいいと思う（患者自身の得手、不得手、好き嫌いでの判断はまずい）。

ただ、長岡先生もいうように、魚類を抜いた玄米菜食を長く続けると栄養失調になるだろう。それで「衰弱」する場合はすぐにやめたほうがいい。けれども都築さんのように、**やせたけれども体調はいいという場合は問題ないと思う。**「衰弱」と

「やせる」はちがうのである。

　とにかく、いずみの会の患者さんは若干の魚を食べる人も食べない人も元気で、ガンが悪化することはなかった。長岡先生はそれがなぜなのかわからなかった。

「しかし現実には、いずみの会の人は長期生存している人が増えていったのです。私はなぜ死ぬ人が少ないのか理解できませんでした。なぜ生き続けることができるのか、私の理解を超える現象が起こっていたのです。私は中山会長が病気を治しているとは思えなかったのです。たまたま運のよい人が集まっているのではないか。私は失礼にも、中山会長にそういっていたのです」

　そんなとき、長岡先生に講演の依頼がきた。テーマは「ガンの食事療法」で、聴衆はガン患者さんとその家族だ。その講演はある事情で断れないものだったから、先生はなにを話したらいいか困ってしまった。ともかくも書店で食事療法の本を二冊見つけて勉強し、インターネットで情報を求めた。

　そのころ私は長岡先生に会っていた。食事療法の再確認などで、年一回食養内科に入院をしていたのだ。時間をもてあましていた私は、ロビーなどでよく先生と雑談をした。そこで何気なく次の言葉が出た。

「先生、食事療法でやせても、体調がいいなら問題ないですよね」

このひと言が先生のヒントになった。

「そのとき私はハッと思いました。玄米菜食がよいのだと、そのとき気がついたのです。**玄米菜食という栄養失調にする食事が、ガン体質を治すのに必要な食事なのだとわかったのです。**日野式食養生では栄養のバランスがよすぎて、体質を急速に変えることができないのです」（中略）

「ガンの場合は急いで体質を変えなければ、命がなくなってしまいます。そのためには、ある限られた期間は栄養失調にする必要があったのです。それにやっと気がついたのです」

長岡先生が診たガン患者さんはガン体質（栄養過多・体力増強・心の乱れ）になっている人が多かったのだろう。それで、急いで栄養失調の食事をしなければならないと思いついたのだ。そこで先生は、ガンの治療食だけは「玄米菜食という特殊な治療食が必要だ」と考え、日野式食養生を一部変えた。そしてそれに「中山式変法」という名前をつけたのだった。

「中山式変法はガン患者さん限定で、とくにご馳走食を食べてきた人に適応があります。また期間限定もあり、ほぼ三年を考えています。ガン体質が改善され、再発の心配がなくなったら、日野式食養生のバランスのとれた食事にもどすのがよいと

考えているのです」(中略)
「中山会長は日野式食養生を利用して、自分なりに考えて、ガンの再発防止に効果をあげておられたのです。私が何年もかかって気がついたことを、ずっと前に気づいておられたのです」(中略)
「私が気づく前から、中山さんは直観的に気づいておられたのです」
直観的に気づくことができたのは、私がガン患者だからだろう。理論ではなく体験が教えてくれたとでもいおうか、つまり、玄米菜食とはこうあるべきで、日野式食養生はこうあるべきだ、というような問題ではなかったのだ。ガンを体験した患者だからこそ学べたことだったのである。
私は退院以来二十五年間、食事療法の再確認と検査などで、年一回は食養内科に一週間の入院をしている。近年の日野式食養生の印象は、魚などの動物性タンパクが多めで、以前私が食べていたころよりかなりルーズな献立になっている、というものだった。
そのことは常々会員の患者さんには伝えていた。だからみなさんは、自分の体調や栄養状態から判断して、魚類をある程度食べたり、あるいはまったく食べなかったりしたはずである。都築さんにアドバイスしたAさんは、魚類を食べなかった経験をした人だったのだ。

長岡先生は次のように小論を締めくくった。

「この発見により、『ガンの食事療法』講演会は、二部構成にし、一部はガン予防のための食事の注意。二部がガンになった人の食事の注意で、中山式変法の概略を話し、無事、責任を果たすことができました」

一時はガンを診ないことに決めたほど悩んだ長岡先生だったが、現在は自信を持ってガンの食事療法にも取り組んでおられる。このような論文をわざわざ書いてくださった先生に感謝の言葉もない。まことに正直で真摯《しんし》で誠実な先生で、ガン患者さんにとってありがたい方である。

ガンという病気は、ここ五十年前から、何十年もかかって食生活や環境の著しい変化によってつくられた体質悪化病であり、体力増強から、体質の転換をおこなうことによって解決が可能と結論づけている。

まとめになるが、この項で私がいいたかったのは次のことである。

①ガンになった人で、栄養過剰（高カロリー、高タンパク、高脂肪）の人は、五年間は、魚などの動物性食品をとらない玄米菜食に徹底する。

②自分の体調をみて、必要であれば小魚などの動物性食品も含む玄米菜食を、五年間徹底する。小魚などの量は自分で判断する。自分の栄養状態などがわからない人は専門家に診てもらう。

③玄米菜食（①であれ②であれ）を続けているうちに「衰弱」の兆候が見えてきたらただちにやめて、献立を見直す。「やせる」と「衰弱」はちがうので、判断がつかない人は専門家に相談する。

④五年間の玄米菜食によって、過去のガン体質が変わり、自己免疫力が強化された健康体質の基盤ができたら、以後は甘く見ることなく、栄養のバランスがとれている日野式食養生を基本食として継続する。

⑤**食事療法だけでガンが治ると思わないこと。これが最も重要。どんなに理想的な玄米菜食を食べていても、患者さんがマイナス思考だったり、ストレス状態だったり、過労の状態などだったら、効果は出ない。「ガン治癒力の六割は心にある」ことを忘れないこと。**

いずみの会の患者さんたちの成績がよいのは、玄米菜食のおかげだけではない。この方たちは「気合い」が入っているのである。

戦略6

自分に合ったメニューにする

人間には個々の体質がある

先にガンになった原因は百人百様で、体質にも個人差があると述べた。このことは重要で、玄米菜食のメニュー（食材や味付け）も自分に合ったものを選ばなければならない。

愛知淑徳大学の楊衛平教授も次のようにいっている。

「中国でもガンは三大療法が主流です。ただ、手術で治るのかという問題がありまｓ。ガンになったら何を選択するか、診療ケアの段階で具体的に、一人ひとりに対する治療法を組まなければいけないですね。人間には個々の体質がありますから」

「西洋医学は病気を一律で考えますけれども、東洋医学では個人個人の差を考えます。同じガンでも、元気かどうか、体が虚弱しているか、血圧は高いか、冷え性かそうでないかなど細かい情報を見ると、人間は体質がちがうことがわかります」

病気の治療は患者さん全体に共通するものではなく、個人的にその人に合わせて対応するものだということだ。玄米菜食で体質を変える場合も、個人差は重要だ。食養内科の日野式食養生も患者さんの症状に合わせて内容を変えている。

ガンも生活習慣病だから、ガンだけでなく他の生活習慣病を併発することがある。事実、会には複数の生活習慣病を抱えていた人が少なくない（もちろん、ガンの治癒と共にそれらの病気もほとんど治っている）。

それまで経験のない玄米菜食を始めるにあたって、不安に思う人はかなりいる。体質や生活習慣病の症状に個々の事情があるからだ。いずみの会に寄せられる質問で多いのは次のようなことだ。

「貧血ぎみだけれども、玄米菜食でだいじょうぶか。レバーを食べたほうがよくないか？」

「高血圧だが、玄米菜食は塩味が強くないか？」

これに答えるために、また日野式食養生の治癒例を次にあげて説明する（▼は中山のコメント）。

◎貧血……三十三歳主婦。妊娠八カ月のとき、強い全身倦怠感《けんたいかん》と手足のひどい冷えで来院。妊娠貧血と診断。鉄分の吸収障害の疑いあり。たんぱく尿、軽い腎障害も。

入院と同時に食養生の「貧血食」。胎児の発育も考慮。エネルギー一八〇〇kcal、たんぱく質七〇g。食塩は五gに制限。

とくに、「すりゴマ」を一食二五g（一日七五g）。ゴマは鉄分、良質な植物性脂肪、カルシウム、ビタミンB_1の補給のため。ニンジン汁二〇〇ml。漢方薬二種。

しだいに手足の冷えが薄らぐ。倦怠感も軽快し、体力もつき、二カ月後に無事出産。産後の経過よし。食欲も出る。血液検査で赤血球数、血色素とも正常値になる。尿のたんぱくも消失。食養生を守り、母子ともに元気で退院。

▼貧血には「貧血食」で対応している。すりゴマを一日に七五gというのに注目してほしい。貧血も治り、手足の冷えも治っている。ガン患者さんは冷え性の人が多いので覚えておきたい。ゴマは種のままだと栄養が吸収されにくいので、すりゴマがいいという。ガンにレバーはよくないと思う。

◎動脈硬化症……五十四歳男性。一六七cm七九kgの肥満体。四年前に「動脈硬化症」「高血圧性心不全」と診断され、五種類の薬剤を服用し続けていた。

肩こりがひどく、後頭部が重く、夜は安眠できず、朝方には吐き気、動悸も激しく、疲れやすく、かぜもひきやすく、仕事をやる気が起こらず、イライラの毎日。心臓やや肥大。血圧は上一六〇、下一〇〇。血清中のコレステロールも高め。食事傾向は、肉類、脂っこい料理、赤身の魚、卵。酒を毎日三合。野菜、果物、海草はほとんど食べない。

入院と同時に食養生の高血圧食（食塩七g）を指示。四日後の血圧は、上一一〇、下八四に下がる。肩こりと頭重感も薄らぐ。十二日後より一週間の絶食療法。体重六kg減。諸症状もすっかり消失。元気に退院。

▼ガン患者さんで高血圧の人はけっこう多い。この例は動脈硬化症だが、原因は高血圧にあるので「高血圧食」が与えられた。一日の食塩は七gだ（長岡由憲先生は「塩をまったく抜くと、患者さんの元気がなくなるので、適量は使います」といっている）。

偏った食事療法は危険

また、「玄米菜食をやって死ぬところだった」という人もいた。おそらく、経験が浅く、個人的な経験を元にした指導者が教えた食事療法を実践したのではないかと思う。日野先生もそういう指導者に教わった人や、指導者自身と会っていたので次に記したい。

◎四十歳、男性。胃腸が弱い。

ある形式の食養法を聞き、自己判断で、塩気と油気をたくさんとり、おかずは少なく、緑葉野菜も少なくとる方法。指導者がいたようだ。

初めはよかったようだが、だんだん体が悪くなり、四十歳そこそこで死亡。亡くなる数カ月前に来院したが、ガンコな人で、(日野先生の)いうことを聞かない。検査もさせない。自分のアパートで寝たきりで死亡。

◎四十二歳、主婦。乳ガン。

ある指導者について「自然食」を始める。同じように、塩気と油気をたくさんとり、おかずは少なく、緑葉野菜も少なくとる方法。来院したときは、ガンは非常に悪化していて手遅れの状態。ひと月で亡くなった。

◎四十九歳、男性。僧侶。胃ガン。
食養二十年の指導者。胃ガンになる。（日野先生のもとへ）来たときは手遅れ。十日後に亡くなる。

胃が非常に弱かった人らしい。塩をうんときかせて、葉緑素やカルシウムなどが少ない食事を長期間していたらしい。その方法の誤りに本人は気づかない。「なぜガンになったのだろう」とずいぶん悩み苦しんだようで、気の毒なケース。


こういうケースが多いので、日野先生は心を傷めていたという。自己流の偏った食養法は非常に危険ということだ。日野先生は次のようにも述べている。

「ある病気に、ある食事療法が効果があったとしても、その方法に偏って、長期間継続していたら、体は悪くなる。全体の心身の健康をレベルアップできる『基本食』が大切だ」

「私たちは、基本的に何病を治そうという姿勢ではない。個体全体の心身の健康のレベルアップをし、その人が、その後一生の間、大病にならず、病気にかかりにくくし、たとえかかったとしても、治りやすいような体の状態にする方法を会得《えとく》してもらおうというものだ」

なぜ玄米がいいか

戦略4と戦略5では、玄米菜食の重要性を述べてきた。ここで最後に「玄米」について説明したい。日野先生がなぜ玄米にこだわったのか、先生の著書からその理由を記しておこう（要旨）。

①玄米は未精白米だから、糠《ぬか》や胚芽がついている。糠にはビタミン、ミネラルなど貴重で豊富な栄養素がある。糠の繊維も便秘、肥満症、糖尿病、冠動脈疾患などに非常に有効だ。

②玄米から栄養素を捨てたのが白米である。玄米の栄養価は、ビタミンB_1・B_2、ニコチン酸、鉄、燐《りん》、繊維、脂肪などで、白米の二倍以上も含まれている。

③米糠油や米胚芽油には、オリザノール（更年期障害、自律神経失調症、内分泌障害にかなり有効。肝機能改善、疲労回復にも役立つ）や、そのほか生体構成上重要な働きをする類油体も多量に含まれている。

④胚芽や糠の中には、ビタミンB系が多く含まれている。ビタミンBは、エネル

ギー代謝、ホルモン調整、成長促進、貧血防止、皮膚や粘膜を守り、神経系の機能を維持するなど、数え切れないほどの働きをもっている。

⑤ビタミンB_2は発ガン防止に役立つ。B_6は、糖尿病や動脈硬化症に効果がある。

これを見ると、**玄米が生活習慣病にいかに効果的かがわかる。自律神経失調症にも有効で神経系の機能を維持する働きもあるとなれば、ストレス対策にもなる。つまりガンの治癒に最適の主食なのだ。**

ところが、もったいないことに、この玄米を食べにくいとか、まずいといって敬遠するガン患者さんがかなりいる。それは炊き方がよくないからだ。炊き方しだいで玄米は美味しく食べやすくなる。美味しく炊けないのは炊飯器の問題だけの場合が多い。炊き方はいずみの会でもアドバイスしている。**玄米はうまく炊ければ白米よりはるかにおいしいのである。**

それから、胚芽米や七分づき米を好む人もいるが、日野先生は、重症の患者さんには、胚芽米や七分づき米よりも、玄米をすすめている。

また、玄米は消化が悪いという説も根強い。しかし、それも誤解だ。胃潰瘍の人も玄米菜食で治しているのだ。

それでも気になる人は、よく噛めばいい。というより、玄米は繊維が豊富だから噛まずにはいられない。いわば繊維を噛むようなものだが、その不消化性ゆえに効果があるし、噛むこと自体にも意義がある。玄米だけでなく、野菜や海草の繊維も人体に重要な役割を果たしている。

しかし昨今は、子供も大人も、玄米どころか野菜もわずかしか食べなくなった。やわらかいものが増え、歯もアゴも使わない時代になった。アゴが細い若者が増えているが、ある歯科医は「人間の退化」だと警告している。

ガン患者さんは、食べることで体を養うという意識を持とう。玄米菜食は病人食ではない。家族にも気づいてもらって、食事に時間をかけてみんなでゆっくり玄米を噛んで食べよう。

戦略7

体を冷やさない

3期乳ガンでも十年間再発なし

この項では、まず始めに会員の山林泰代さん（五十九歳）のケースを紹介したい。

愛知県の山林さんは、四十九歳のときに入浴中に乳ガンを発見した。

多忙な生活なのでいつもはシャワーだけの入浴なのだが、その日は久しぶりにゆっくりお湯につかっていた。ふと、小指の先が胸の硬いものに触れた。ハッとして確かめると、丸い五センチほどの大きさのお椀のような形をしたものだった。

「すぐに乳ガンだと直感しました。どうしてこんなに大きくなるまでわからなかったのか……」

山林さんはショックで呆然となった。

近くに大きな病院があったのですぐに入院し、六日後に手術を受けた。ガンはすでに3期に入っており、乳房とリンパ節を切除されたが、胸の筋肉は残せた。

手術後、山林さんは再発・転移をすごく恐れた。乳ガンの再発や転移は多いと聞いていたし、自分のガンは3期で大きかったからだ。医師はその予防にホルモン剤を五年間飲むようにいった。

「抗癌剤よりホルモン剤のほうが適しているということでした。それはどんな薬なのかきいたけれど教えてもらえませんでした。ただ、『よかったね』といわれました。抗癌剤じゃなくてよかったねということでしょう」

ホルモン剤のほかに、何かやるべきことや心がけることはないだろうか。山林さんは「今後、どうしたらいいでしょう」ときいたが、医師は「太ったらいけない」といっただけだった。食事や運動についてのアドバイスはなかったという。当時の彼女の体重は六〇kgだった（現在は五五kg。身長一五五cm）。

彼女は、太らないための食事のメニューは特に考えなかった。三人の子供がいたので、子供たちが好むものをいっしょに食べていた。食べる量を少なめにした程度である。そういう生活を一年間続けたころ、いずみの会と出会った。

近所の友人に、いずみの会理事の加藤奈美子さんがいた。奈美子さんは横行結腸ガンと肝臓ガン転移で余命八カ月といわれた人だが、ライフスタイルを改善して、もう十一年も生き抜いている人だ（詳細は『ガン絶望から復活した十五人』参照）。

加藤さんの熱心な誘いで会の定例会に参加してみると、それまで思いもしなかった大切なことを知らされた。

「お金をかけないガン対策とか、食事の内容を変え、体質を変えて再発を防いでいくという話に納得して、すぐ入会しました。手術後も子供といっしょにお肉中心の食事をしていたので、**なにも知らずにいるということはおそろしいことだと思いました**」

山林さんはそれからまもなく松井病院・食養内科に入院して玄米菜食（日野式食養生）のメニューを学び、徹底的に実行した（以後三年間続けた）。

「以前はお肉をたくさん食べていました。玄米菜食を始めたらまず便秘が治り、体が軽くなり（五kg減）、気持ちも明るくなりました」

玄米菜食を始めて約一年目のことだ。婦人科で子宮ガンの検査を受けると「要再検査」だった。不安になった山林さんは私のところに来て「精密検査にガンセンターに行く」といった。私は「そんなところに行ったらダメになる」といった。食事の改善でせっかく体調がよくなってきたから継続してほしいと思ったのだ。

そこで山林さんは、再度、食養内科に行って食事内容のチェックと検査を受け、異常なしと診断された。

後日、また婦人科へ行ったとき、医師に二年間服用しているホルモン剤のことをきいてみた。山林さんはそのときはもう薬の名が「ノルバテックス」だと知っていた。薬局の人が教えてくれたのだ。婦人科の医師は、

「ノルバテックスは乳ガンには効くけれども、副作用で子宮体ガンになりやすい」

といった。それを聞いた山林さんはホルモン剤が飲めなくなった。処方した医師のところに行って、わけを話して服用をやめたいと告げた。

「先生はどう思われたのかわかりませんが、覚悟するようにといいました。私は、薬はやめるけれども、この先も先生に治療を頼みたいと、ていねいにお願いしました」

医師は、「そんな話を聞いたら、飲めないだろうなあ」と納得してくれた。山林さんはいう。

「薬をやめるには不安もあったし、先生と縁は切りたくないので迷いました。でも、自分の体は自分で守らないといけない、自分の責任で選ばないといけないという気持ちで決心しました」

原因は過労と食事とストレス

山林さんのご主人は自営業で、自動車部品や家電製品の塗装をしていた。当然奥さんの山林さんも、その手伝いや経理の仕事などで多忙な日々が何年も続いていた。家業の仕事に加え、子育てや教育費の算段にも追われた。ガンが見つかった当時の子供たちは、二十四歳（大学卒後就職）、二十二歳（大学生）、十六歳（高校生）だった。さらに、ちょうどその頃は「バブル崩壊」後の不景気で、自営業はたいへんな時期だった。山林さんの睡眠時間は平均五時間で、過労状態となった。

「私のガンの原因は、肉類中心の食事と、仕事の過労からくるストレスだったと思います。経理をしていて実感したのですが、世の中の好景気・不景気は病気と大きな関係がありますね」

もう一つ、山林さんは自分にも「ガン性格」があると正直に話す。それは、真面目で几帳面な性格で、過去のできごとにこだわりやすく、マイナス思考で、引っ込み思案だったという。

「いずみの会で、ガンをつくった原因はなんだったか自分で考えなくてはならないといわれました。自分の人生をよくよく考えてみて、自分自身を改革しなきゃいけないと思いました。いずみの会でそれを教えていただきました」

そこで、引っ込み思案をやめて、好きなこと、やりたいことを始めることにした。町のスポーツジムに通い、ヨガの会、「オカリナ」の教室など、人が集まる場所に積極的に参加した。そして、マイナス思考をプラスに切り替える努力もした。

「過去をふりかえらない。体によくないから、過去にこだわらないことにしました。過ぎたことは根に持たない、忘れようと……」

これを肝に銘じるために、手帳に次の言葉を書いて持ち歩いた。

「いやなことを思い出さないで生活していく」

「幸せな人生とは、許すことと忘れること」

その一方で、運動にも精を出した。ヨガやジムのほかに、散歩とウォーキングをした。

「落ち込むと肩がこったり体調が悪くなることがあります。そういうときは外に出て歩いて、いい空気を吸い、ゆっくり空をながめます」

彼女の体調は目に見えてよくなった。顔色がよくなり、仕事にも復帰でき、体と心が軽快になり、快眠、快食、快便となり、毎日が楽しくなった。

そして、山林さんのガンは再発しなかった。五年、十年たっても、あれほど恐れていた3期のガンの再発・転移は起きない。年に一回の検査はいつも「異常なし」

だった。予防的な抗癌剤は使用していなかったので、長年にわたる彼女の地道な努力が実を結んだといえるだろう。

「今は玄米に十六雑穀や小豆をまぜて圧力釜で炊いたご飯と、野菜類、海藻類、大豆製品、手のひらサイズの小魚などで、無添加のものを選びます。よく嚙むことも心がけています。お腹がすいたときは、玄米餅にノリを巻いて食べます」

じつはもう一つ、再発を防ぐために彼女が徹底して実行したことがある。それは「冷え防止」だった。

ガンが見つかる前は、冷えは意識しなかった。冷えていたかもしれないが、忙しすぎて気がつかなかった。ところが、ガンが見つかったころからはっきり「冷え」を感じだしたのだ。

いずみの会の患者さんでも、冷えを感じた人は大勢いる。ガンになる前から冷え性だった人が多いが、ガンになった後から冷え症になった人も少なくない。ガン患者さんの体温は普通の人より一度低いという報告もあるから、冷えとガンには大きな関係があるといえるだろう。

食養内科でもそれがわかっているので、科のスタッフは患者さんに冷え対策を指導している。絹の五本指靴下をはき、その上にふつうの綿の靴下を重ねばきにする方法がそれだ。また、体をあたためるために、入浴や運動もすすめている。冷えがきつい人には漢方薬も処方している。

山林さんは冷えを強く感じたので、これらを全部実行した。冬は靴下を三枚ばきにし、冬でなくてもスパッツ（ズボン下）をはき、お腹に使い捨てカイロを貼った。さらにビワ葉温灸も毎日二時間、三年間続けた。

「食養内科の長岡先生が、体内のシグナルに気づくことがとても大切です、と教えてくれました。異常があると体が教えてくれるのですね。それまでは忙しくてそんなことは考えなかった。自分の体を気づかう自分がいなかったのです」

「ガン発見前は、冷えも感じなかったし、自分の体の中で起きていることに気づくということはなかった。見逃していました」

彼女は手術後十年間、冷えを徹底して防いできた。ガンの再発や転移を防ぐことができた要因には、そのこともあげられるだろう。

ガンと冷えは、具体的にはどう関係しているのだろう。「冷え性」を私が調べたところでは次のようになる。

①冷え性になりやすいタイプ

体質的には、偏食の人（栄養バランスが悪い人）、低血圧や貧血の人、アレルギー体質の人、婦人科の疾患がある人など。
精神的には、ストレスを受けやすい人、自律神経失調症の人、家に閉じこもりがちな人など。

②冷え性になるプロセス

①のタイプの人に寒さが加わり、それがくり返されると、体がわずかな寒さにも過剰に反応するようになる。この過剰な反応が冷え性を引き起こす。
過剰な反応とは、交感神経が緊張し、抹消血管や毛細血管が収縮し、血液の流れが悪くなる現象をいう。

③冷え性が招く病気

冷え性は血行不良の状態。これを放置していると全身の臓器が影響を受け、あらゆる病気の元となる。

まず①の「偏食の人」に注目していただきたい。先にも述べたように、ガンになるような人は油ものや肉類をとりすぎて血液がドロドロになっている。その栄養のアンバランスが血流を悪くしている。**ガンになる原因と冷え性の原因は同じ**なのだ。

ストレスを受けやすい人もガンになりやすいことは、これまで何度も述べてきた。また、ひきこもりやうつ病など、いわゆる「心の病」を抱えている人も、冷え性やガンになりやすいと考えていいだろう。

②の「交感神経が緊張し、抹消血管や毛細血管が収縮し、血液の流れが悪くなる」というプロセスは、戦略３で述べたガンの原因となるプロセスとまったく同じである。

③の「あらゆる病気の元となる」というのは、ガンも例外ではないということだ。以上のことから、ガンは冷えを好み、冷えはガンの一因になるといえる。**ガンの再発や転移を防ぎたい人は、絶対に体を冷やしてはいけない。**靴下や入浴や温灸で体を冷やさない努力が必要だ。それと同時に、心の改善でストレスを軽減し、食事の改善で血液をきれいにし、散歩などの運動で筋肉を動かす必要がある。

この三つは、いうまでもなく血液の流れをよくする。体もあたたまる。そして、治癒力が活発になり、ガンがゆっくり消えていく。

戦略8

よく眠り、規則正しく暮らす

ガン患者さんはなぜ眠れない

ガンになったとわかったその夜から、まずほとんどの方は眠れなくなる。これは当然だろう。それは、「ガンは死の病だ」という常識と観念が頭にこびりついているからだ。

早期治療で、医師からだいじょうぶですよといわれた人でも、ガン死亡者が増加している現在、「いつ再発するかわからない」という不安で眠れなくなる。眠っても一時間かそこらで目が覚めて、また眠れなくなる。発見したときは2～4期だった人、あるいは再発した人などは、あせりと恐怖でいっそう眠れなくなる。

こういうときは、眠れないのはガンになったせいだと思ってしまう。ガンのおかげで眠れなくて、つらくて、ストレスがたまる。よく寝ないとガンが悪化するかもしれないのに困ったと、さらにあせる。

しかし、そこで考えてみたい。私たちは、ガンが見つかる前までは熟睡できていただろうか、と。ガン以前は、夜はよく眠れて昼は元気に暮らしていただろうか。そういう人もいるかもしれないが、ほとんどの方は、ガン以前も眠りは順調ではなかったはずだ。

なぜかというと、ガンの原因はストレスを含む生活習慣にあるからだ。生活習慣病にかかっている人やその予備軍の人は、体調が悪くてストレスも抱えていたはずだ。そういう状態でよく眠るのはむずかしい。

さらに、高齢になるとどうしても眠りは悪くなる。トイレに二回も三回も行ったり、途中で何度も目覚めたり、朝は早く起きてしまう。

だから、ガンになったから眠れなくなったと思うのは私たちの勘違いである。眠れないのをガンのせいにすると、あせりと不安が増大してますます不眠になる。それはもちろんガン治癒の妨げにもなる。

むしろ、「眠れないのは以前からで、ガンになったからではない」と自覚して、ガンと睡眠は関係ないのだと切り離したほうがいい。そうすると気持ちはだいぶ落ち着くはずだ。眠れなければ起きて本を読んだり静かな音楽を聴けばいい。眠くなってから寝ればいいのである。

生活習慣病と睡眠とは密接な関係にあるようだ。そのことを戦略3で引用した『専門医が書いた「よい眠り」を取り戻す本』では次のように述べている（以下、抜粋）。

「血管は歳を重ねるとともに硬くなり弱くなっていき、弾力を失って血流活動を弱めます。それに加えて、肉類や脂ものを食べすぎていると、血液にコレステロールや中性脂肪がたまり、それが血管の壁に付着して、血液の流れを悪くします。これがひどくなると、高血圧症や、高脂血症などの生活習慣病になります」

「生活習慣病が増えていることと、不眠が増えていることは無縁ではありません。生活習慣病も快眠の大敵になっているということです。血管の老化を少しでも防ぐために、適度な運動と食事の改善をおすすめします。それが快適な睡眠にもつながるのです」

適度な運動と食事の改善を、というところに注目しよう。これはガン対策と同じなのだ。つまり、不眠対策とガン対策は同じで、ポイントはストレスの軽減と生活習慣の改善だということだ。

私がいいたいのは、**日頃から自助努力を続けている患者さんは、その成果が必ず現れて夜も眠れるようになるから心配ない、**ということである。心をプラス思考にし、玄米菜食や散歩をしていれば、ガンも生活習慣病も必ずよくなっていく。

ただ、呼吸障害がある人は専門医に治してもらう必要がある。呼吸障害とは「無呼吸症」やひどいイビキのことで、これがあるとどうしても不眠になる。最近はいろいろ改善する方法があるそうだ。また、横向きになって寝ると無呼吸症やイビキは軽減されるそうなので試してみよう。

同書はもう一つ大切なことを述べているので次に抜粋する。

「快眠が得られない日が続くと、高血圧、糖尿病、心臓病、脳卒中など、生活習慣病のリスクが高まります。うつ病など心の病気のリスクも高まります」

「ではなぜ、睡眠には病気を予防したり治したりする効果があるのでしょう。それは、睡眠は『免疫力』と深い関係があるからです。(中略) 最近はこれが科学的に裏付けられ、睡眠と免疫力の深い関係が次々に明らかになっています」

睡眠には病気を予防したり治したりする効果がある、というのがすばらしい。そして、睡眠は「免疫力」と深い関係がある、というのがさらにすばらしい。

このことは、眠っているときに、ガンは免疫力で退治されていると解釈できる。ガン患者さんは、**よけいな心配などせずに、安心して眠ろう。眠るたびにガンは滅びていく。**

また、とぎれとぎれの眠りでも、合計して五〜六時間眠ればいいそうだ。もし眠れなくても、横になってリラックスしていれば、眠ったのと同じ程度の効果があるという。

「あ、いま元気できれいな血液がガン細胞に到達して、どんどん退治しているぞ」と、イメージ療法をしながらリラックスしよう。

規則正しい生活リズムを

いずみの会で講演してくださる人に、睡眠研究家の志田美保子《しだみほこ》先生がいる。志田先生は「私たちの体は、さまざまなリズムの繰り返しで動いており、睡眠もそういう生体リズムの中にある」として、次のことをアドバイスしている。

①規則正しい生活リズムをつくる。コツは起床時間を一定にすること。
②太陽光を浴びる。
③適度な運動を心がける。
④ぬるめのお風呂にゆっくりつかり、心身をほぐす。
⑤寝酒はしない。
⑥食事は寝る三時間以上前に。
⑦寝室環境をととのえる（湿度や温度）。
⑧ちょうどよい高さの枕を使う。
⑨就寝前は心身共にリラックスする。
⑩眠れないときは思い切って起きたり、就寝時間を遅らせたり、早起きをしたりして、自分のリズムを探す。

①の規則正しい生活は、ガン対策の基本の一つである。昼寝を長くするとリズムがくずれやすいので、午後に二十分程度までするのがいいと思う。
②の太陽光を浴びることが大切だ。睡眠ホルモンの分泌は、体内時計をととのえるので、朝七時ごろに散歩して太陽光を浴び、夜十時ごろに就寝するのが理想であ

る。

③の運動は、散歩程度でいいと思う。少し汗をかく程度に歩けば、軽い疲れで眠りやすくなる。

④のぬるめのお風呂は、血液の流れをよくすることになる。また、体があたたまる。冷えていると眠れなくなる。

⑤の寝る前のアルコールは、避けたほうがいい。習慣性があるし、眠れても早いうちに目が覚めてしまうそうだ。

⑥は、胃が働いているうちは寝付けないということだ。

志田先生はよい眠りをとるためには、「自分に心地よいことをするのがいちばん大切で、あまり窮屈に考えないで、寛容になるのが大事だ」という。

ガン患者さんがあせったり緊張したりして、リラックスできないことは理解できる。しかしやはり、眠れないこととガンとは関係ないと切り離したほうがいい。「ガン対策は明日またやればいい。朝になったら散歩して、朝食は玄米菜食にして、その後はのんびりビワ葉温灸でもやるか」と、前向きに考えればいいのである。

参考までに、私の場合をいうと、二十五年前にガンを患ったわけだが、それ以前の生活はかなり不規則であった。名古屋の小規模な家電販売店が、それまで縁もゆかりもなかった鳥取県の一小都市に中規模の量販店出店をかけ、以後十年間で同県では二番目の売上規模をもつ百五十坪の大型量販店に成長。かたや現在のＮＥＣ、シャープがパソコンの発売をする以前にＦＤ付のパソコンを入手。テンキー機能だけで操作する超簡単入力ソフトの開発に没頭し、食事も不規則のうえ、昼夜の別なくがんばり続けていた。今から考えると典型的なガン発症の道を突き進んでいたのである。

しかし、ガンにかかったおかげで、それまで知らなかった健康の大切さに気づかせてもらった。さらに「ガンなんかで死んでたまるか」との強い信念と、献身的な家族の協力に加えて、強運、主治医をはじめ名医の方々のご指導とご協力を得て、生活習慣を根底から改め、当時としては奇跡的といわれるような「健康長寿」の道を進むことができた。

戦略9

お金をかけずに治癒をめざす

命とお金の無駄遣い

「ガン治療には大金がかかるけれど、生死がかかっているからやむをえない」という常識も払拭しなければならない。

いずみの会の患者さんが次のような経験をしたことがある。

一九九四年に、京都大学放射線生物研究センターのU教授の「ATK免疫活性療法」が、NHKの健康番組で大きく取り上げられ大反響を呼んだ。「胃ガンなら九五%生存で、スキルス性胃ガンでも五年間は生存。肝臓ガンでも八〇%は生存」というような驚異的な報道だった。

これを見たある会員さんが、直接U教授に会って申し込んだところ、研究費として二五〇〇万円の寄付をしてくれといわれたので、びっくりして帰ってきたという。その後その療法の効果は実証されず、教授自身が胃ガンで亡くなったこともあって、大反響の療法は幻のごとく消え去っている。

これほどではなくとも、最近の最先端治療には、一五〇万円も、二五〇万円もかかる（180頁参照）。一般的な三大療法でも、ある病院のデータでは三割自己負担で三一万～七七万円もかかる。これに差額ベッド代や食事代や生活費の補塡などを含むと平均一〇〇万円近くかかるという。保険が効いてもこの値段である。さらに、退院後の検査や抗癌剤の投与などで通院すると、また出費がかさむ。

最先端治療も三大療法も、ガンの原因を排除していないから再発・転移の可能性はかなり高い。こんな大金を払ったあげくに再発などしたら、患者さんは踏んだり蹴ったりである。

「ガンの死亡者が増えている今、この治療で私のガンは本当に治るのだろうか」という強い不安は誰もが抱えている。それでも、「ガンだからお金がかかってもしょうがない」と払ってしまうのが一般的で、それがあたりまえになっている。

治るのかどうかわからない治療になぜ大金を払ってしまうのだろう。それは患者さんに、

「ガンのスペシャリストといわれているえらい先生だから治るはずだ」
「巨費を投じて作られた巨大な装置や機器で治療するのだから治るはずだ」
「大金を払って、最高の治療を受けるから治るはずだ」
という意識があるからではないだろうか。大金を払うと、その治療に頼ろうという気持ちにもなるので、その意味でも要注意である。

ガンの治癒とお金の額はまったく関係ない。いずみの会ではライフスタイルを変えるという、あまりお金のかからない方法を提唱している。心の改善と食事の改善と散歩などに特別な経費はいらない。だから誰でもすぐにできる対策だし、やって害のあるものでもない。

ということは、もし一般の病院がいずみの会のような方針をとったら治療費は多くは望めないということだ。医師は稼げない仕事にはまず手を出さない。私たちのガン対策が無視される要因はそんなところにもある。ある医師は次のようにいう。

「病院には経営会議というのがあって、もちろん医者も出席します。（収益を上げるためには）病気が増えるのを待つわけにはいかないので、結局は、今いる患者さんに検査や手術や薬をすすめることになります」

医師は「仁術より算術」とまではいわないが、経営安定のために、本来なら必要のないことまでさせられる患者さんも出てくる懸念がある。たとえば、常々思っているのだが、手術前にひと月も検査入院させられる患者さんは多い。あれは本当に必要なのだろうか。

「手術の予定が多く、いつ順番がくるかわからないので、入院して待機するように」とか、「手術前に抗癌剤治療が必要だから」とか、「数種類の検査が必要だから」などと医師にいわれると、断るのはむずかしい。医師のいうことをきかず、機嫌をそこねてしまうと、治療の手抜きがあるかもしれないと患者さんは恐れるのだ。

肝臓ガンなどは何回も再発・転移するので、三回も四回も手術をくり返すケースが少なくない。医師は再発を防ぐ手立てがわからず、「また出たら切ればいい」と考えているから、患者さんのお金の負担や恐怖は大きい。

手術にしろ抗癌剤にしろ、患者さん自身がそれを受ける目的を明確にして、効果がなかったらスパッとやめて、別の道を選んでいこう。医師の方針にやみくもに従っていたら、「命とお金の無駄遣い」になってしまいかねないのだ。

「ガンを自分で治す学校」を

患者さんにお金の負担をかけない方向で、国や地方自治体がガン対策に取り組むことはできないだろうか。じつはそれをやっている市がある。上海の「癌症康復《がんしょうこうふく》学校」である。

この学校を知ったのは在日中国人の徐堅《じょけん》先生とのご縁からだった。先生は二十三年前に来日、現在は日本の永住権も取られて新治療術「整膚《せいふ》学」を開発し、その普及に活躍中の方である（整膚とは指で皮膚を刺激して血流などを活性化するもの）。先生は一九九八年に整膚理論の確立と普及によって日本文化振興会より社会文化功労賞を受賞され、現在は「整膚学園」学長として整膚術を中国にも普及させるべく活動をされている。

その活動の一環としての見学団に招待を受けて参加したのだが、この「癌症康復学校」は、いずみの会とほぼ同じようなガン対策を、上海市の補助金を受けながら実践している機関である。ここに通う生徒たちは、ガンを予防したい人たちではない。ガンになってしまった患者さんたちで、手術などを受けたあと再発や転移を防ぎたい人たち、あるいは三大療法を拒否した人たちである。

生徒数は二〇〇〇～三〇〇〇人で、八階建ての建物の中で、心理療法と、食養生（玄米菜食）と、気功療法などを実施している。入院や治療はしないので、授業料は格安だという。しかも、徐堅先生の話では「癌症康復学校」はここだけでなく、上海市内に十一校もあり、総生徒数は約一万人という。さすがは東洋医学の国だと感心したけれども、日本でもこれができないわけがないと思った。

たとえば、廃校となった校舎、医師不足で閉鎖した病院、赤字で閉鎖した公共施設など、使い道がなくなった公共の建物を、「ガンを自分で治す学校」の校舎にしたらどうだろう。校名は「ガンの再発・転移を防ぐ学校」でもいい。そこでは三大療法はしないし、いかなる治療もしないから、医師も看護師も医療機器もいらない。生徒たちが実行することは、心の改善と食事の改善と運動などである。

この学校の主役は患者さんで、患者さんはガンになった責任を一〇〇%とる。ガンが悪化しても責任は自分でとる。それがこの学校の基本だからだ。つまり、お役人が恐れがちな責任問題にはならない。さらに、心の改善と食事の改善と運動には副作用はない。国や地方自治体も安心して運営できるのである。

ぜひ、こういう施設をつくってもらいたいものだ。「ガン生還塾」として事業化ができれば、ガン死亡者を数千人から数万人減らすことができる。

ただ一つ、この学校の催し物で気になることがあった。術後五年を達成した生徒に赤色のバッジをつけて祝賀会をしていたが、その宴席で受賞患者のかなりの人たちがビールをがんがん飲んでいたのを目の前にして驚いた。

いずみの会では、ガンから健康を獲得するためには、食生活のあり方の基準を厳しくしており、外部からたとえ健康に見えても三年まではヨチヨチ歩き、五年たってやっとガン体質からの転換の基礎固めができたという判断をしているから、ビールで乾杯とは考えられないことである。したがって、いずみの会の十年、十五年生存率とでは、かなりの差が出てくるのではないかと思われた。

長年安全で、費用は安く

さてここで、三九朗病院・形成外科部長の堀田由浩先生のその後を述べていこう。堀田先生は、心がガンに及ぼす大きな影響を知ったわけだが、心という「目に見えないもの」にどう対処していったらよいかわからなかった。

「ガンの原因に心が関係していることはわかりましたが、西洋医学の中では、原因を治すという方法はないのです。自殺の原因も心です。原因を治すことが肝心なのですが……」

その後先生は、地方の病院に移り「床ずれ」の担当医になった。床ずれとは寝たきりの患者さんの腰などにできる圧迫傷やすり傷だ。ひどいときは穴があくので、それを手術で治すという仕事だ。

病院のベッドは六〇〇床あり、床ずれの患者さんは常に三〇人ほどいた。その治療にあたりながら、先生はまたも「原因を治さなくちゃダメだ」と思った。

「メスで治しても、また床ずれは起きます。焼身自殺未遂やガンの治療と同じなんです。どうしたらいいかわからないまま、(形成外科に移ってからの)七年が漫然とすぎてしまいました」

しかし、そこで転機がおとずれた。友人の看護師が「気功」の教室に行こうと誘ったのだ。堀田先生は、どうせ宗教関係の会だろうと思いつつも、とにかく行ってみた。行くと、教室のリーダーが先生に、「あなたは目に見えないものを信じますか?」ときいた。先生は「ほら、来た」と用心して、信じないと答えた。するとリーダーは「それなら携帯電話をかけてみなさい」という。つまり、目に見えないものでもちゃんと存在することを教えたのだ。

先生は、自分がまちがっていたことに気がついた。「心も見えないものだが、現実にある。心は原因にもなり、原因があって結果がある。本当にそうだ」と思った。

堀田先生が「原因を治す」ことについて意見を求めると、リーダーは「身近な問題から徹底的に解決していきなさい」といった。

その後先生は、床ずれの原因を追究して、ベッドのマットを替えて、徹底的なケアをしようと思った。固めのマットから柔らかいマットに替え、ケアを続けると、三四人いた床ずれ患者さんが五週間で七人までに減った。さらに徹底すると、六〇床で床ずれは一人になった。

「忙しかった医師の仕事は楽になり、患者さんは幸せになりました。しかも、費用もあまりかかりません」

その後先生は、ガンをはじめとする病気の原因を治す勉強をしたくなり、アメリカに渡ってアリゾナ大学で「統合医療」を学んだ。統合医療とは、東洋医学と西洋医学の両方の長所を取り入れて医療にあたろうというものだ。

堀田先生はそこで次のようなことを学んだ。

▼原因を治すのは医師ではない。患者さん自身が原因を治すこと。
▼自然治癒力が働かない原因はなにかを、患者さんと共に探していく医療をする。
▼「養生」は安全で、費用は安くて、その人の人生に役立つ哲学がある。
▼ガンの場合、患者さんが考え方と体質を変えず、医師にまかせっぱなしだと再発の可能性は高くなる。
▼ガン発症までは長い期間がかかっている。急いで切り取っても、ガンを作って

きたエネルギーや型やクセが残っているので、また再発する。

▼ヨガ、太極拳、マッサージ、瞑想、暗示、イメージ療法などはガン治癒に有効である。

現在、堀田先生は、三九朗病院で形成外科部長を勤めるかたわら、統合医療科があるクリニックで、ガンの患者さんのカウンセリングなどをおこなっている。

「まず最初に、患者さんが主役になって、自分で治すという気にならなければ、差し伸べた手はすべてムダになります。また、患者さん自身が完全に変わらなければいけません。ガンの場合、これが確実におこなわれていなければ、治るということはないでしょうね。いずみの会は、まさにその結果を出していると思います」

また、先生は、よい水、無農薬の食べ物、玄米などの食材もすすめている。「長年安全で、費用は安くて、その人の人生に役立つ哲学が『養生』にはある」とすすめてくれるところが、私たちガン患者には非常にありがたい。

心構えを変えることや食べ物を変えることなどは、いずれもあまりお金がかからない対策だ。繰り返して述べるが、その気にさえなれば、誰でもできることである。

また、やっても害のないことだ。安心して挑戦していこう。

戦略10

散歩をする

体を動かすことの効用

私たちはガン対策の三本柱の一つとして「運動」をあげている。運動といってもスポーツをすすめているのではない。散歩程度でも大きな効果があるのである。もちろん、散歩からはじめて、ウォーキング、ランニングと進むのも、体にムリをさせない程度なら大いにけっこうである。

ガン患者さんがマラソンに参加したとか、登山をしたとか、水泳で数百メートルも泳げるようになったという話もけっこう聞く。運動して体を動かすと筋肉が動き、体があたたまり、血液の流れもよくなり、ガンの治癒にも効果があるというわけである。

腹式呼吸、気功、ヨガ、ジムでのトレーニング、ダンスなどもガン治癒に役立つと私は思う。いずみの会の会員さんたちも、こういうことに果敢に、しかも楽しそうに挑戦している。いずれもガンの再発や転移を長期間防いでいる人たちである。

私自身も、毎月通っているマッサージの先生からすすめられたベッド体操を毎朝おこなっている。朝、目が覚めたときにふとんの上で両ヒザを抱えて、ゆっくりとヒザがアゴに当たるまでかかえたり伸ばしたりする。背骨はまっすぐのまま。絶対にムリはしない。ときどき両足先をLの字型に曲げ、ゆっくりと両足のみを左右に倒したり戻したりする軽い運動である。私の毎朝三分間の日課になっている。

散歩や腹式呼吸や気功やヨガなどは、厳密には運動とはいわないだろうが、私は体を動かすという意味で運動という言葉を使っている。

体を動かすことの効用を次にあげてみよう。

▼体があたたまり、血流がよくなる。
▼冷え防止になり、冷え性の改善になる。
▼生活習慣病（ガンも含む）の治癒に役立つ。
▼よく眠れるようになる。

▼食欲が出る。快便になる。
▼ストレスが軽減される。
▼うつ病などの「心の病」が改善される。
▼筋肉が強くなり、体が丈夫になる。
▼呼吸器系の機能が高まり、各臓器が健全になる。
▼血液中の酸素が増え、全身の細胞が活性化する。

ほかにもいろいろあると思うが、これだけでもガン患者さんには非常に有益である。体を動かすことは、絶対安静の患者さんは別にして、生活習慣病には効果がある。糖尿病、高脂血症、高血圧などになると、一部ではあるが病院の医師も運動を進めているのだ。こういう医師が増えて、ガンの患者さんにも運動をすすめてほしいものだ。

これからは、手術の後、退院するときにでも「再発防止に運動も効果があるから、散歩ぐらいはしなさいよ」とアドバイスしてほしい。ガン患者さんの中には、「ガンになったから、家でおとなしくしていたほうがいい」と、日々安静の生活を送る人もいるので心配だ。家の中でテレビを見ながらお菓子でもつまむようになったら最悪だ。体を動かさない生活は、ガンをやすやすと増殖させてしまう。

前述の山林泰代さんは次のようにいう。

「なんとなく体調や気分が悪くて、散歩に行きたくないときでも、行ったほうがいいですね。歩き始めはつらいけれども、だんだん体があたたまって、気持ちも軽く楽になるので、やっぱり散歩してよかったと思うようになります」

いずみの会の講師のお一人に、川崎嘉子《かわさきよしこ》先生（ホロス健康センター代表）がおられる。

先生は三十年間もヨガを続けてこられた方である。先生は小さいときから体が弱く、薬を手放せない生活だったそうだが、「戦争を境に元気になり結婚もできました」という。しかし、出産後また体調を悪くしたので、ご主人のすすめで、ヨガ、呼吸法、マラソン行法、清掃行法、瞑想行法を始めて、二カ月後には体の調子がよくなってきたという。マラソンまで実行したのがすごい。

現在の先生は肌もつやつやして、お歳よりもずいぶんお若い。なかなか治らない病を経験され、薬ではなく運動などで体と心のバランスをととのえて克服された先生だからこそ、言葉にも説得力がある。

「瞑想行法をしていたとき、ただ座っているだけなのに、ふと自分は呼吸もしているし心臓も動いていることに気がついた。自分は生かされている、ということに気づき、はじめから救われていたのではないかと、ただ感謝の気持ちでいっぱいになりました。どんな状態になっても、命の働きはよい方にしか働かない。皮膚、背骨、腸をととのえれば、すべての病気は治るということがわかりました」

「自分の命は他人まかせにしないで自分で守るし、先のことを心配しても先のことはわかりません。今、何が大事かをきちんとやればよいし、今を生きることです。人間は思いのままになります。ですから、大丈夫だと、自分に思うことです」

「自分に合った療法を模索し、生きぬくことに焦点をあて努力しましょう」

命の働きはよい方にしか働かず、皮膚、背骨、腸をととのえれば、すべての病気は治る、という言葉が私たちにはうれしい。先生はヨガの専門家だから、これはヨガの哲学であろう。しかしこれは、一般にもいえることではないだろうか。

また、運動をしているとある程度の達成感も得られて、気持ちが前向きになり、自信もつく。「思いのままになり、大丈夫だと、自分に思うこと」とは、ガン患者さんにとって基本的に必要な姿勢であり、ガン克服の哲学ともいえる。

戦略11

あせらずに続ける

あわてない、怖がらない

冒頭で、いずみの会の生存率は九一％と述べた。では、残念な結果になった九％の方たちの原因はなんだったのだろう。

いろいろなケースがあるけれども、かなり多いのが「あせって、よりよいものを求めて、効果の低い療法や健康食品などにすがりついたりして、本来やるべき養生がおろそかになった」というケースだ。

はじめのうち、いろいろな情報や治療法を探し求めて右往左往するのは当然だろう。その後、いずみの会と縁ができた人がガン対策を勉強して実行して、一〜二年経過すると体調がかなり好転してくる。しかし、さらに別のよい情報を求め続ける人も少なからずいて、また右往左往してしまう。その結果、ガンが悪化してしまうというケースがあるのでよくよく注意してほしい。

体調がよくなったというのはガンが弱ってきた証拠なのだ。冒頭で紹介した都築博文さんは、玄米菜食でやせてしまったが体調がよかったのでそのまま継続した。それがガンの治癒につながったのである。

愛知淑徳大学教授の楊衛平先生も次のようにいっている。

「ガンになった人は、あせって、よりよい治療法を求めてあっちこっちに飛びまわります。気持ちはわかるけれども、自分の人生は自分で選んでいくという意志が大切です。お医者さんの言葉や情報にふりまわされないでほしいですね」

「ガンに限らず、治りにくい病気は世の中にいっぱいあります。慢性病とは仲良くしてください。とくにガンは、心と密接な関係がありますから、共存する気持ちで、心をおだやかにして、ゆっくり治していくことです。**ガンを憎んだり、怖がったりしないことが大切です**」

また、せっかくストレスの軽減や体質の改善や散歩などに取り組んだのに、ほんの数カ月で、「本当にこれで大丈夫だろうか」と疑って、ほかの情報に飛びついてしまう患者さんもいる。

そういう人もわりあい多く、抗癌剤治療にもどったり、最先端治療を受けたり、効果の低いサプリメントを服用したり、特異な食事療法に切り替えたりする。その結果、取り返しのつかない体になって、またいずみの会に帰ってくる。そうして亡くなってしまった方もじっさいにいたのである。

なぜそんなことになるかというと、ガンは死病だという常識が頭にこびりついているので、恐怖から抜け切れず、常に怖がっているからだ。だから、「早く治したい」とあせり、ちょっと体調が悪くなるとあわてる。

健康な人でも体調には波がある。まして病気をかかえている人の体は山あり谷ありで、好不調は当然である。性急になんとかしなくてはとあわてると、いっそうガンは悪化するだけだ。

食事の改善や運動などを努力して実行していても、心が常に恐怖でちぢこまっていたら、効果は絶対にあらわれない。楊衛平先生がいうように、ガンと心は密接な関係にあるからだ。**「あせらない、あわてない、怖がらない」**ことが大切だ。

そして、**「ガンは生活習慣病で、発症するまでに何年もかかっているから、それ**

を治すにはまた何年もかかるのだ」と肝に銘じよう。すぐには治らないのだ。岡田恒良先生（なごやかクリニック院長）も次のようにいっている。

「『早く治す』という概念を取り去ることも大事です。（三大療法などの）早く治すという治療には罠《わな》があるし、しっぺ返しがくることも多い。三大療法でガンは一時的に治るかもしれないが、長生きはできない。十年も二十年もかけてできたものは、ゆっくり治すという心が大切です」

玄米菜食の場合は、効果がはっきり出るまで早くても六カ月はかかる。糖尿病などと同じように、**何年もかけて「ゆっくり消していく」という心構えでガン対策を進めていきたい。**

とはいっても、ここで注意してほしいのは、明らかに体調が悪くなっていく場合だ。たとえば、玄米菜食を三カ月やったけれど血圧が少しも下がらない、あるいは便秘が治らないというときがあるかもしれない。

そういうときはいったんやめよう。玄米菜食の場合は三カ月間徹底的にやって、まったく変わりがないときは、そこでやめて、メニューの内容などを見直す必要がある。何かがまちがっているはずなので、いずみの会に相談するか、食養内科で指導を受けることをおすすめする。

参考までに記しておくが、「**重症のガンの人は、献立の中から魚を全部抜いた玄米菜食にし、熱心に一カ月ぐらいやると、自分の体が答えを出してくれるので、そこで立ち止まって考えてみよう**」という食養の先生もいる。魚を全部抜いた玄米菜食は、都築博文さんも実行していた。

また、運動で水泳をしたが腰が痛くなったという場合も、ほかの運動に切り替えなくてはならない。心理療法を受けたが、うつ病から抜け出せないという場合も同様だ。

よりよいものを求めて右往左往するのはよくないが、経過を無視して一つの方法をやみくもに継続していってもいけない場合もあるということを覚えておきたい。テスト期間は一カ月から三カ月と考え、手ごたえがよい方向なら継続し、変化がないとか、悪い方向ならやめることが大切である。

また、あせりや恐怖をなくす方法として、次のように考えるのも大切だろう。

「ガンは本来、過去の自分のまちがいを気づかせてくれ、真の健康を獲得させてくれるための代表的な病気である」と。

過去のまちがいというのは、ガンができるような体をつくってしまったということだ。それに気づいて、ガンをきっかけに本当の健康を獲得していこうという考え方である。

そういうふうに考えると、**ガンはむしろありがたい忠告だと思い直すこともできる。**そうなれば、ガンは怖いものでなくなるし、あせることもあわてることもなくなるはずである。

また、いつまでも恐怖を捨て切れない人は反省も必要だ。**そもそもガンになった原因をきちんと自覚していないから、あせりや恐怖が生じてしまうのである。**さらに、ガンになった原因は一〇〇％自分にあるとして責任をとっていないから、ほかの治療法にすがってしまう。

ガンは生活習慣病なのだから、生活習慣病の原因を取り除けば治癒していく、そのために自助努力をしていくのだ、という自覚と決意がどうしても必要になる。自助努力とはそういう意味なのだから、反省して一からやり直していただきたい。

家族性腫瘍も関係ない

ここで「家族性腫瘍」について述べたい。患者さんの中には、「自分のガンは家族性腫瘍で、生活習慣病ではないから玄米菜食は意味がない」という方もいる。

つまり、父も祖父もガンで亡くなったので、心の改善や体質改善とは関係ないということらしい。そういう人はどうするのだろう。一か八かで抗癌剤や最先端治療でも受けるのだろうか。

私にいわせれば家族性腫瘍という名称などはどうでもいい。「ガンになった自分に、いま何が一番大切か」と、それを見きわめて実践するだけでいいのである。遺伝子か家系かなにか知らないが、そんなことを信じてどうなるのだと思う。家族性腫瘍だからと、あきらめて死ぬのを待つのだろうか。

私はこう考える。家族というものは、性格も食べ物の内容も似たものになる。長いあいだいっしょに生活するから、生活習慣が同じになるのはあたりまえだ。その生活習慣がまちがっていたからおじいちゃんがガンになった。お父さんもガンになり、その息子さんもガンになった、と私は考えるのだ。

おじいちゃんはストレスに弱いタイプで、ガン性格の人だったかもしれない。そういう質をお父さんも息子さんも持っていたかもしれない。かといって、それは遺伝などではない。本人がその性質を変えようと思えば変えられるからである。少なくとも、ガンの再発・転移を防ぐところまでは変えられる。

家族性腫瘍などという言葉は、おそらく医師が使い始めて、患者さんたちがそれを信じて広まったのだと思う。まさか、ガンをなかなか治せないから、その言い訳に家族性腫瘍などと名づけたのではなかろうが……。

家族性腫瘍といわれると、ほとんどの患者さんは失望する。しかし、あきらめてはいけない。マイナス思考になるとガンは進行するのだ。家族の中で、たとえ全員がガンになったとしても、患者さん本人がとるべき道は、「ガンなんかで死んでたまるか」という決意の道だ。今の自分には、**心の転換と体質の転換と散歩が一番大事**だと自覚して、ガン対策を果敢に実践していこう。

戦略12

家族は全面的に協力する

伴侶の理解が重要

まず、戦略7で紹介した山林泰代さんにまた登場してもらう。泰代さんは3期の乳ガンだったが、もう十年以上、再発・転移を防いでいる人である。それを強力にバックアップしたのが彼女のご主人だった。ご主人の理解がなかったら、泰代さんのガンはどうなったかわからなかった。

泰代さんのガンが見つかったとき、じつはご主人も強いショックを受けた。手術を経て退院したころは心配や後悔やらで、げっそりやせてしまったほどだ。

後悔したというのは、「長年忙しい生活をさせてとうとう病気にさせてしまった」という悔やみだ。奥さんがガンになったのは自分のせいだと反省したのである。

「仕事はいっさいやらなくていいから、これからは自由に生きてくれ」

ご主人は泰代さんにそういって、すぐにパートの従業員をやとった。しかし泰代さんは、自分で望んで午前中だけ経理の仕事をし、午後は散歩をしたり好きなことをしてすごした。夜はビワ葉温灸をしながら、録画した韓国ドラマを楽しんだ。音楽も楽しんだ。それを見たご主人は、彼女が好きな「エグザイル」のCDをプレゼントした。

また、泰代さんが一生懸命に「冷え防止」をしていたので、毎週土曜日に日帰りで温泉につれていった。行き先は泰代さんが本で調べて、車で一時間以内で行ける自然の中にある温泉を選んだ。

泰代さんは「温泉は冷えにいいし、ガンにも効果があるし、出かけるのは楽しいので、とてもリラックスできました」という。彼女がヨガの教室やジムに通えるようになったのも、ご主人が自由な時間をつくってくれたからだ。引っ込み思案から一転して社交的になった泰代さんに、ご主人は「生活を楽しんでいるね。昔とは変わったね」といった。

変わったのは奥さんだけでなく、ご主人もまた自分の考え方を変えた。本やいずみの会の会報などを読んで、食事の大切さやガン対策を学び、泰代さんに対する接し方を変え、玄米も食べるようになった。泰代さんはいう。
「私のガンをきっかけに夫も自分の生き方を見直したようです。いろいろ反省し、これではいけない、変えなきゃいけないと気づいたのですね。夫はいずみの会の人たちをとても尊敬しています。夫も勉強して生活習慣を変えたので、以前より健康になりました」

ガン患者さんの治癒に家族の協力は不可欠だ。とくに伴侶の理解が重要である。私の場合も、家内の理解と全面的な支援があったからこそ生き抜いてこれたと思う。玄米菜食と人参ジュースを、毎日二十年以上も作ってくれただけでもありがたかった。

会の活動も一心同体で続けている。よく、「会長と奥さんは、どうしてこんなしんどいことを一生懸命しているの？」と人からきかれるが、そのたびに「ガンは治る病気なのに毎年大勢の人が亡くなっている。一人でも生き抜く人が増えればいいという気持ちでやっています」と答えている。

その気持ちは家内も同じなので、電話の応対などでもスタッフにまじって強力に支えてくれているのだ。会の患者さんの家族もほとんどの人が強力なバックアップをしている。

しかし、世の中にはそういうことができない人も多い。知人から聞いた話だが、次のような例もある。

早期発見で早期手術を受け、医師から「もうだいじょうぶですよ。ふつうの暮しにもどっていいですよ」といわれた奥さんがいた。

早期でも本人にとっては再発が不安で、沈みがちになる。いつまでも元気をなくしている奥さんにご主人は不満を感じ、「仕事を手伝え。医者はもう治ったといったのだろう」と叱ったそうだ。仕事が自営業なので、ご主人は毎日忙しかったらしい。

これと似たような話は意外と多い。「ガンなんて切って治したんだから、しっかりしろ」というケースだ。また、奥さんが体調が悪くて悩んでいるのに、ご主人のほうは職場でガールフレンドをつくって、いい歳をしてメール交換に夢中になり、奥さんのストレスを倍増させているケースもある。

どうも夫が妻に冷たくなる例が多い。ガンの治療費は高いし、世の中は不景気だし、懸命に働いても暮らしはいっこうに楽にならない、というのがわれわれ庶民の人生だ。イライラするのも理解できるが、ガンに対する考え方をちょっと変えれば、突破口は開ける。

いずみの会では、お金のかからない対策と、プラス思考と、ストレス解消と、明るく楽しい暮らしを提唱している。ガンの原因が夫婦の長年のライフスタイルにあったと気づけば、他人事ではなくなる。ガンの本質を理解できれば反省せざるを得なくなり、とうぜん夫婦の人生はよい方向に変わる。

早期発見・早期治療を受けた人でも、半数以上は再発していると私は思っている。**手術の後こそが重要で、そこから本当のガン対策が始まるのに、ご主人が気づかなければ奥さんは再発の道へ向かうことになりかねない。**

楽観的な医師の言葉をうのみにすることなく、どうしてガンになったのだろう、ガンとはなにかと考え、家族も患者さんといっしょに勉強しなくてはならない。「本人と家族がその気になり、ふりだしにもどってやり直す」ということだ。

最後に会員さんのご夫婦の例を紹介する。

「玄米菜食を始めたとたん、主人もいっしょに食べだしたのにはビックリ」というのは名古屋市のIさん。ご主人はいずみの会のバス日帰り旅にも同行し「みなさんたいへんお元気で明るく、患われたという感じもなく、病との闘いは、暗くならずに生き抜くのだという精神力のたくましさを拝見し、自力更生を学んだ」とおっしやった。

名古屋市のMさんは、絵手紙や俳句をよせてくれた。「ちぐはぐな差し入れそれも夫の愛」「夫と出かけた温泉タオルたんとある」「ほどほどの幸せでよい箸二膳」「非常口それぞれ持って夫婦です」

滋賀県のTさんの奥さんは、Tさんが入院中の四十日間、病院に内緒で食事療法を敢行した。「家内が玄米菜食を持ってきてくれて、こっそり食べました。病院が出す食事は家内が持って帰るんです。四十日のあいだ、看護師さんに見つからないように食べるのがたいへんでした。ははは」

茨城県のYさんの言葉。「治癒力の八割は、家内の力だと思っています」

戦略13

三大療法にすがらない

手術五年後の再発率が七七％も

「毎日新聞」（二〇〇三年九月二十二日付）に活性化リンパ球療法（免疫療法）についで次のような記事があった。

ある教授（外科）が、国立ガンセンターで肝臓ガンの手術をした一五〇人の患者さんを対象に、免疫療法の有効性を確かめる追跡調査をした。

「免疫療法を受けた人（七六人）の手術五年後の再発率は五九％。受けなかった患者（七四人）の七七％に比べ、一八ポイント成績がよかった」

私が注目するのは免疫療法の効果ではなく、手術五年後の再発率が七七％もあるという点だ。六年後、十年後にはさらに増えることは疑いない。

七七％の再発率が免疫療法のおかげで五九％に下がったと、その程度で喜ぶのも情けない気がする。**いずみの会の患者さんたちは自分の体質や気質を自分の努力で変えて、再発・転移を防いで、生存率九一％以上を維持しているのだ。**いいかえれば、再発率は九％以下である。

それでも、この免疫療法には、「医師の間でも期待が広がっている」そうだ。「手術で完全に取ったはずなのに再発する。抗癌剤などのつらい補助療法をしても転移する。従来の手法に限界を感じた医者が、第四の治療法を模索している」という関係者の言葉が記事の中にあった。

これはもはや、三大療法でも免疫療法などの先端治療でもガンは治らないと認めているようなものだ。

この記事は二〇〇三年のもので、現在はもっとよくなっていると弁護するむきもあろうが、このころから医師たちは「ガンは治る時代になった」といっているのだ。しかし、二〇〇三年以後もガン死亡者は増加する一方で、ぜんぜんよくなっていないのである。

ガンの多くは放っておけば消える

また二〇〇三年の「毎日新聞」（七月三十一日付）だが、「神経芽腫《がしゅ》検診打ち切り——厚労省検討会が見解」という記事があった。神経芽腫とは小児ガンの一種で、検診は生後六カ月の乳児が対象という。尿を分析し、ガン細胞が出すホルモンの量を調べるというもので、年間約二〇〇人の子供が神経芽腫と診断されてきた。この検診は毎年約一〇〇万人が受診しており、厚労省が年間約三億円、都道府県などが同約六億円の経費を負担している。

その検診がなぜ中止の見通しになったのか。その理由に注目してほしい（以下、抜粋）。

「ガンで死ぬ子が減っているかどうか不明なうえ、検診を受けた結果、本来は不要な手術などを受けざるを得なくなる乳幼児が多くいることが理由だ」

「ここ数年『見つかるガンの多くは放っておけば消える』『結局、死ぬ子は減っていない』などの批判が、小児科医らから相次いでいた」

「検討会は、ガン検診評価の専門家や、神経芽腫治療の専門医ら八人で構成。国内外のさまざまな研究を調べた。その結果、死ぬ子が減ることは証明されておらず、今後も証明される見通しは薄いと結論づけた。一方で、検診では自然に治るガンの乳幼児が多く見つかり、不要な治療を受けたり、副作用に遭うなどで検診から不利益を受けていると指摘した」

「(前略)小児外科教授は『検診で見つかるガンは、ほとんどが後から治療しても治るタイプであることが、ガン細胞の遺伝子の分析で分かっている。受けなかったから手遅れになるという心配はない』と話す。むしろ受診して、治療不要なガンを見つけられる心配の方が大きい」(「解説」から抜粋)

いずみの会には子供の会員はいないので小児ガンについてはよく知らないが、生後六カ月の乳幼児にガン細胞が見つかったからといって手術や抗癌剤の治療をするのは、あまりにも乱暴で過酷である。ましてや、その効果もないとなれば、何のために巨額の税金を使って検診し、幼い子供たちを苦しめるのか。中止の見通しになってあたりまえの検診であった。

ガン細胞は誰もが持っている

私たちは、人は誰でもガン細胞を持っているという説を支持している。細胞が分裂する（コピーする）とき、突然変異かコピーミスで毎日数千個のガン細胞ができるという考え方だ。西洋医学の医師もこの説には同意している（182頁参照）。

そのガン細胞は免疫力（白血球、リンパ球、NK細胞など各説がある）で排除されるので、ほとんどの人はガンを発症しない。「放っておけば消える」という小児科医の言葉は、まさにそのことを指している。人間の自然治癒力がガンを撃退しているのだ。

対して、ガンを発症してしまう人は自然治癒力（自己免疫力）が弱まっている人ということになる。自然治癒力の弱くなった人がガン細胞の増殖をゆるしてしまい発症するわけである。

乳幼児の場合は、その後の飲食物をはじめとする生活習慣が重要になる。親は自然治癒力を上げる育て方を心がけるべきだろう。この検診で怖いのは次のことだ。
「検診では自然に治るガンの乳幼児が多く見つかり、不要な治療を受けたり、副作用に遭うなどで検診から不利益を受けている」

つまり、手術による体力減退や抗癌剤による副作用は、免疫力を落とすと警告しているのだ。

新聞からの抜粋が長くなったが、私がいいたいのは、この子供のガンと同じように、大人のガンの場合もできるだけ手術は避けて、自然治癒力や免疫力でガン治癒を目指そうということだ。

小児の場合は自然治癒力が強いから、放っておけば治るケースが多いと思う。しかし、大人の場合は、長年のまちがったライフスタイルによりガンを発症したのだから、放っておいたらガンは進行する。**ライフスタイルを変えて、自然治癒力などを高めてガン細胞を撃退する。**この対策しかないと思うのだ。

さらに「受診して、治療不要なガンを見つけられる心配の方が大きい」というのは早期発見の危険性を警告している。子供の場合だけでなく大人の場合も、**早期に小さいガンを発見して、あわてて手術だ抗癌剤だと治療して、自然治癒力を落とすことは本末転倒だ。**早期発見・早期治療の落とし穴がここにある。早期に治療してもやっぱり再発するという事実がこのことを証明している。

最近は検査機器の大幅な進化で、きわめて小さいガン細胞も発見されるようになった。国の「ガン対策基本法」の中にある早期発見・早期治療の方針によって、本来ならば年間のガン死亡者数が減るはずなのだが、現実は増え続けている。そのことは、「取ってしまえば終わり」ではなく、発ガンの原因追究等の必要性を無視しているための結果なのである。

西洋医学といずみの会のちがい

西洋医学の流れといずみの会の流れを比較してまとめてみると、おおむね次のようになる。

◎西洋医学の考え方と治療方針

①ガン細胞は細胞分裂時のコピーミスなどで生じ、誰もが数千個持っている。

②高度な検査技術（尿検査や乳ガンにおけるマンモグラフィーなど）でできるだけ早く、小さなガンを発見する。

③子供の場合でも大人の場合でも、手術で取り去るか、抗癌剤や放射線でガンを殺す。早いほうがいい。最先端治療も可。

④再発予防のために抗癌剤や放射線を使う。最先端治療も可。

⑤五年間再発しなければ治ったとする。

⑥もし再発したら、できるだけのことはするが、結果的に亡くなってもガンは死病だからしかたがない。

⑦治療費はかなりかかる。

◎いずみの会の考え方と対策

①ガン細胞は細胞分裂時のコピーミスなどで生じ、誰もが数千個持っている。

②小さなガンが見つかったら、乳幼児の場合は治療をせず、経過を診《み》ながら、栄養のバランスに気をつけ、甘い飲食物を避けるなどして免疫力や自然治癒力を強化して、ガンを消していく。

③子供でも大人でも、ガンが進行性で増殖度が激しい場合は最小限の手術で取り去る。抗癌剤や放射線は原則使わない。

④心の改善、食事の改善、運動、冷え防止などを三〜五年間徹底して実践する（この期間はヨチヨチ歩きの時期と考え、不安をもつ必要はないが、甘く見てはいけない）。

⑤五年間再発がなくても治ったわけではなく、やっと体質転換の基礎固めができたと考える。

⑥もし再発したら、対策が甘かったことになるから、対策を元にもどしてさらに徹底する。ガンは死病ではない。**必ず改善できるものだから、絶対にあきらめない。**

⑦お金はあまりかからない。

ここで共通しているのは、①の「ガン細胞はコピーミスなどで生じ……」という考え方だけである。その数千個のガン細胞は、健康な人なら自然治癒力などで消滅しているはずだ。つまり、これが「放っておけば治る」ということだ。

放っておいたがガン細胞は死なないで、逆に増えてガンの塊《かたまり》になるのは、自然治癒力が弱まりすぎたからだ。そうであれば、自然治癒力を強めればいい。私たちはそれを強めるために、心の改善、食事の改善、運動、冷え防止などを重視しているのだ。単純で明快な対策である。

しかし、西洋医学では自然治癒力などには目を向けないで、ただちに三大治療に移る。そうして、「ガンはなぜ治らないのか」と悩むのである。そういうことを何十年も繰り返しているのだ。

必要ないものは切らない

ここでまた、岡田恒良先生の話を記したい。

「ある先輩が、過剰医療を徹底的にいましめる医師で、『輸血なんかするな。傷はできるだけ小さくしろ。へその下まで切ってはいけない。抗生物質は少なくしろ。

検査は少なくしろ。術後にそんな何回もＣＴを撮るな、再発が見つかるじゃないか（笑）。患者さんに心配かけるな。早く見つかるといかんから、いちいちＣＴ撮らんでもいい（笑）。手術は小さく。必要ないものは切らない』という。その指導のもとで治療をしているうちに、どこか医療がおかしいということにやっと気がついた。それまでは完全に『西洋かぶれ』の医者だったのだ」（いずみの会の定例会講演から抜粋）

「（私は）かつて、ある病院の外科部長として、ガン手術のメスをふるっていた時期がある。ガンと見れば、末期ガンでもないかぎり片っ端から切りに切った。しかしそれでも早い場合は術後数カ月でガンは再発した。どうしようもない無力感に襲われたものだった。

『ガンは取り除くべし』。これがいま日本の医療界を席巻《せっけん》する基本姿勢である。そして、『取り除くなら全部切り取ってしまうのが良い。いや、切りとるだけではまだ足らない。ガン周辺の組織にガンが転移している可能性もある。ガンの周辺の組織も切り取ったほうがいい』。これが、日本のほとんどの病院でおこなわれているガン手術の平均的なあり方だと思ってまちがいない。

このやり方でガンは本当に治るのか。ノーである。ガンを切り取り、疑わしい組織も取り除き、抗癌剤で徹底的にガン細胞を制圧したと思っても、多くの場合、ガンは再発する」(『論より証拠のガン克服術』から要点のみ抜粋)

岡田先生や先の堀田先生は、本当に患者さんのためになることはなにかと、誠実に考えてくださり、他の対策をこうじている方々である。わが国に、お二人のような医師がきわめて少ないというのは残念なことだ。

私は、人間の体に余分な臓器や組織はないと思っている。それらは必要だから体に備わっているのだ。だから、ガンの周辺の疑わしい組織までも大きく切り取るという方針には絶対反対だ。日野式食養生の治癒例にもあったように、ガンの塊を全部切り取れなくても、食事療法で治っているのである。

ガン体質がガンをつくるのだから、体質そのものを変えない限り、体のどこにあらわれても当然だと私たちは思っている。だから、ガンの周辺を切り取っても意味がないのだ。

ところが、西洋医学一辺倒の医師たちは、ガンそのものとその周辺だけに注目する。そして、ガンがまたあらわれると、「まだガンが残っていたのか」と悔しがる。だから、「ガンがあちこちに散らばらないうちに、早期に発見することが大事だ」

と思うのだ。

そういう考え方や方法で、もう何十年もガンを治せていないのだから、もはや視点を変えなければいけない。患者さんがガンになった原因に注目していけば、ガンができた場所以外にも目が向くはずだ。

抗癌剤もできるだけ避ける

ある日、いずみの会の事務局に届いた数通の封書を開封していたとき、入会申込書に目が止まった。それは沖縄からのもので病名欄は「胃ガン」、職業欄には「医師」、そして欄外に「助けてください」との記述があり、瞬間私も驚いた。

そのような素直な表現は初めてだったので、まず電話をかけて事情をうかがったところ、先生の専門は消化器内科で、しかもご自身が進行ガンとのことだった。

完全なショック状態で落ち込んでおられたので、とりあえず私をはじめ各会員さんの回復事情などを説明して元気を出してもらうようにして、近いうちにご足労願えるかとうかがった。

先生はすぐにでも飛んでいきたいとのことで、二日後に奥さん共々事務局に来られ、私たちは三時間にわたり真剣勝負の気持ちで突っ込んだ話し合いをおこなった。

始めは青白い顔色で意気消沈していたお二人だったが、私の元気な立ち居振る舞いと、医師の先生が持っている今までの常識や概念の入れ替えや対策のあり方を、いろいろと理解していただきながら厳しく説得したところ、二時間を過ぎるころから表情もすっかり明るくなり血色もよくなられた。

お帰りになるころは、来られたときと大ちがいのルンルン気分の表情だったので安心して見送った。

その後は毎週電話で病状などの連絡があったが、一カ月を過ぎたころから急に連絡がなくなったので、気になって電話をしたところ、奥様が出られて涙声で次のような話をされた。

「じつは、帰宅してやっと落ち着いたころから、お見舞いに来る医師の先生方の異口同音の忠告、『なにをバカなことをやっているのだ。抗癌剤を使わなくてどうするのだ』の連続に、主人もノイローゼになって、あれだけ堅い約束をして誓ってきた抗癌剤不使用のことも、ついにやむなく使用再開となり、そのとたん病状が急激に悪化して困りはてているのです」

私は、シマッタと、そのような環境の問題までは読めていなかったことに気づいたが、後の祭りだった。先生は結局その後ひと月半で他界された。お会いしたときに、なぜ遠隔転地療養の必要性を説かなかったのかと、今思い出しても胸が痛む。

また、次のようなケースもある。

「某大学医学部のガンになった四人の教授は、抗癌剤をいっさい拒否し、食事療法によって治療。患者には通常のガン治療をすすめておきながら、です」

これは、ある先生から聞いた話だが、私も知人から似たような話を耳にした。ガン治療にあたっていた医師が、自分もガンになってしまった。そこで彼は、食事療法や温熱療法をしている代替医療の診療所にこっそり通ったという。患者さんには抗癌剤を使用していながら、自らは食事療法に取り組んだのである。

これらはありそうな話である。その医師たちはガンが生活習慣病であることを知っていたのだろう。抗癌剤ではガンは治せないと知っていたかもしれない。だから食事療法などに取り組んだのだ。さらにある医師は、「ガンになった医師が、抗癌剤を避けて、活性化リンパ球療法を受けたケースもあります」という。

これらの話は、**西洋医学の医師ですら抗癌剤の効果に疑問をもっていることを示している。**抗癌剤は手術後に再発予防的に使うことが多いようだ。しかし、再発は高い確率で起こり、思うような効果があがらないので悩んでいる医師はかなりいるのではないだろうか。それでも使っている事情には次のようなことがあると思う。

「病院の方針だから……」

「食事や運動の指導では、病院の収入にならないから……」

「ガンには三大療法しかない。それしか教わらなかった」

医師も病院に勤めるサラリーマンだから、上司や経営者には逆らえない事情は理解できる。しかし、ガンがこれだけ猛威を奮い、従来の治療法では効果がないとすれば、経営陣とも相談して別の対策を打つべきである。

悪化する一方の状況を許しておくと、患者さんばかりでなく、ガンを恐れているすべての国民の信用も失い、さらには法的に訴えられる可能性も高くなる。

抗癌剤の毒性

日本ではガンの死亡者がいまだにどんどん増え続けているけれども、アメリカでは減っているという。そのへんの事情にくわしい、環境問題評論家の船《ふな》瀬《せ》俊介《しゅんすけ》先生の話を紹介する（定例会の講演から抜粋）。

「アメリカのガンとの闘いの歴史は次のようになります。

一九七一年……ニクソン大統領が対ガン戦争を布告。

一九八五年……アメリカ国立ガン研究所のデヴィタ所長が、米国議会で抗癌剤を使った化学療法は無力だと証言。

一九八八年……同研究所レポートで、抗癌剤には発ガン性があることが報告される。

一九九九年……『ステージ3の肺ガン患者七五〇人を検証したところ、複数の抗癌剤を投与した群ほど早く死亡した』という『東海岸レポート』を受けて、政府はガン敗北宣言をした。そして、抗癌剤、放射線、手術などの通常療法は、自然療法より効果が劣ることを認めた。

その後アメリカでは、ガンによる死亡者数が毎年三〇〇〇〜五〇〇〇人という勢いで減っていますが、問題は日本のマスコミ・ジャーナリズムがこういった動きを報道しないことです。また、ガン学会も医師会も黙っているので、日本ではこれを知らない医療者が圧倒的に多いのです」


私は、数年前にNHKテレビが「アメリカのガン死亡者数は減っている」とコメントしているのを見た。しかし、そのときのアナウンサーが、減った理由に「早期発見」をあげていたので失望した。

これまで述べたように、早期発見だけでは再発は防げない。防げないから死亡者数が増えるのである。NHKテレビはしばしば「ガン番組」を放映するけれども、いつも視点は変わらず、「ガンの原因」には触れない。西洋医学の範疇《はんちゅう》を出ない内容で、進歩もないので残念に思う。

それはともかく、船瀬先生は抗癌剤の毒性について次のように述べている。

「たとえば、第一次大戦のときにドイツ軍が数千人のイギリス兵を殺したという毒ガス兵器『マスタードガス』に使われた『イペリット』が、そのまま抗癌剤になっているというように、抗癌剤は猛毒のオンパレードなのです。猛毒で癌をやっつけようというのが抗癌剤ですが、ガンはあっというまに自分の遺伝子を変化させて耐性をつけてしまう。その結果、正常な細胞だけが破壊されることになります。

① 細胞分裂の激しい臓器がまずやられる。細胞分裂が盛んな毛根細胞（脱毛）、それから消化器系の粘膜細胞も細胞分裂が早いので、消化器系の内壁がやられる（食欲不振、下痢、吐血、血便など）。怖いのは造血機能の破壊で、赤血球から分裂して増える白血球を攻撃するため、赤血球が激減、悪性貧血になって死に至る。

②　血小板が全滅するため血が止まらなくなり、内臓出血を起こして多臓器不全で死亡。
③　抗癌剤はガン細胞よりも、やっつけやすい小さなＮＫ（ナチュラルキラー）細胞を攻撃。そのため、ガン細胞を攻撃するＮＫ細胞が全滅する。
④　抗癌剤には発ガン性があるため、抗癌剤を使用したことで新しくガンができる可能性がある。
したがって、抗癌剤を打って喜ぶのは、ガン細胞と薬品メーカーだけというわけです」

先に紹介した楊衛平先生も「抗癌剤や放射線を受けているうちに、ほとんどの方は貧血気味になってしまう。赤血球、白血球、血小板、ヘモグロビンが、みんなガタガタ落ちてくる」といっている。そのほか、かなり多くの人が抗癌剤には否定的な見解を述べている。**会の患者さんも抗癌剤で完全によくなったという例が少ないので、私たちは基本的に抗癌剤の使用はおすすめしていない。**

ただ、ガンの増殖活動が強すぎるときは、やむをえず使わざるをえない場合もあると思う。しかし、抗癌剤の効き目でガンが小さくなったとしても、それで好転した、よくなったと受け取らないほうがいいだろう。**できるだけ早い時期に、勇気を出して抗癌剤と決別したほうが、健康の回復が早く、生還の確率が高くなる。**
抗癌剤をあてにし、これにすがり続けたために、最後には取り返しのつかないほど体が傷めつけられていた、というケースが少なくないからだ。
わが国における抗癌剤市場は大きい。二〇〇八年の年間集計でも、前年比一二パーセント増の四六三七億円に達した。製薬会社もこの際発想を転換して、免疫力強化抗癌剤を開発して、患者さんが生き抜くために協力をしていただきたい。

会員のM・Tさんの報告

「二〇〇六年の『第二回がん患者大集会』に三〇〇〇人が参加した。参加者の顔色は悪くて暗すぎた。パンフレットの協賛の欄にはすごい数の製薬会社の名前が羅列されていた。そのほとんどが抗癌剤のメーカー。そのようなところに協賛をもらっておいて、抗癌剤使用の良否がはっきりいえるのかなあ、と疑問を感じた」

以下は、堀田由浩先生（三九朗病院・形成外科部長）の話。

「岡田先生からもたくさん本を借りて読み、勉強しました。『手術してはいかんよ』『抗癌剤はしてはいかんよ』『笑っていればいいんだよ』『血液がきれいになれば、免疫力が上がるから』という話も聞きましたが、本当かなあと、最初は疑問ばかりでした。しかし、いずみの会の会員さんたちにお会いしてハッキリ理解できました。それは次のようなことです。

①　自分は治るという強い信念、精神、意志を持つこと。自分をしっかり鍛えること。

②　西洋医学の薬を与えていけば、免疫力が下がり、不安が重なり、体の自信がなくなっていく。薬が切れれば、体は元の病気にもどってしまう。

③　免疫を刺激していけば免疫力が高まり、免疫力が高くとどまっていれば病気の体にならないだろう。

いずみの会のみなさんの雰囲気や熱気はすばらしい、すごいと思いました。いろいろな会やグループに参加しましたが、こんなに気合いが入っている会はほかには見当たりません。みなさんの貴重な体験、生の声を聞かせていただいて、これからの医療に役立てていきたいと思います」

戦略14

最先端治療もあてにしない

小手先の技術ばかり

民放テレビで「ガン治療最前線——進化遂げる日本の実力」という番組を見た。ガン治療のスペシャリストたちが登場してコメントを述べていたが、その内容は次のようなもので、失礼ながら、私にいわせれば「小手先の技術」の範囲を出ないものに思えた。

a　ピンポイント放射線治療→X線は体を突き抜けるので正常細胞を痛める。「陽子線」ならガンの塊で止まるのでより安全である。そこで陽子線を加速させる巨大装置を作り、その陽子線をガンに当てて焼き切る。肺ガンや肝臓ガンに有効。費用は二五〇万円。

b　ラジオ波焼灼《しょうしゃく》術→肝臓ガンに針を差し込み、針の先端部分に電磁波の一種であるラジオ波を送り、その熱でガンを焼き切る方法。

c　免疫細胞医療→体内では一日に数千個の細胞が突然変異でガン細胞になっている。それを殺しているのが血液中の免疫細胞（Tリンパ球）である。ガン患者の血液からTリンパ球を取り出して、これを千倍に培養して血液にもどす。強力になったリンパ球がガン細胞を殺す。三カ月で六回おこなう。費用は計一五六万円。

ほかにも二つほど最先端治療法を紹介していた。しかし、この三つと同じく小手先の技術でしかないので省略させていただく。なぜ小手先なのか。それは、ガンの原因にタッチしていないからだ。ガンの根本的な治療になっていないからである。「目に見える」ガンの塊を取ったり殺したりしているだけで、「目に見えない」ガンの原因を取り除こうとしていないのだ。「進化遂げる日本の実力」というテレビ局側の喧伝《けんでん》が恥ずかしいほどの内容だ。

aとbは、ガンを殺す技術が進歩したというだけの話である。ガンになるにはなるだけの原因がある。その原因（ガン体質やガン性格）にはまったく目を向けていない。ガン患者さんのガン体質とガン性格を変えなければ、ガンの再発は防げない。どうかこのことに気づいていただきたい。

ｃは免疫細胞に目をとめたことは評価できる。私たちも免疫力とか自然治癒力でガンを治していこうという方針だ。ガン細胞はだれもが持っていると考えているので、「数千個の細胞が突然変異（あるいはコピーミス）でガン細胞になる」という見方も理解できる。ガン細胞と闘うのはＴリンパ球（あるいはＮＫ細胞など）で、それが弱っているからガンが増殖するという意見にも賛成だ。

問題はその後である。なぜ、Ｔリンパ球を患者さんの血液（汚れた血液）からわざわざ取り出して培養するのか。そして、その培養したリンパ球を、なぜ、また汚れた血液にもどすのか。

一時的な効果はあるかもしれない。しかし、やがては元のようにＴリンパ球が減ってしまうのは明らかだ。まるで、金魚鉢の中の金魚が酸素不足で弱っていたのを、別の新しい水に移して元気にして、また元の酸素不足の金魚鉢にもどすようなものだ。

Ｔリンパ球を増やしたり強化したいのであれば、外に出さないで血液の中で強化するしかない。それはもちろん、血液全体をきれいにすることである。**血液をきれいにするとは、血液中のコレステロールや中性脂肪を減らし、赤血球や白血球の活動を活発にすることだ。そうすればTリンパ球も強化される。**

Tリンパ球を強化して免疫力を上げるには、体や心を元気にすることだ。元気にするとは血液をきれいにすることであり、その血液の循環をよくするためにストレスを軽減することである。それゆえに私たちは、食事の改善や運動や心の改善や冷え防止などを提唱しているのだ。

自然治癒力や自己免疫力を上げること。それがガンの根本治療であると思うので、医師の先生方もこの点に目を向けていただきたい。

見当ちがいの治療

さらに失礼なことをいうようだが、この番組のスペシャリストたちは、見当ちがいなことをやっているといわざるをえない。

これまでにも最先端治療ともてはやされた技術や新薬はいろいろ出た。しかし、残念ながらいずれも効果は上がっていない。それは、何度もいうようにガンのそもそもの原因に目を向けていないからだ。

医師の先生方が必死になっていることは私にもわかる。いつまでもガンが猛威をふるっているので、肩身の狭い思いもしているのではないかとも思う。

一九八四年に「対がん十か年総合戦略」が発足し、第二次、第三次を経て、二〇〇七年に「がん対策基本法」がスタートした。この二十五年のあいだ巨額の国の予算（国民の税金）を使いながら、ガンの犠牲者の増加に歯止めがかからない。

ということは、先生方の多大な努力と研究にもかかわらず、現代医療ではガンは治せないということではないだろうか。医師の方々も本音のところでは、それはわかっているのではないだろうか。かつて、ある先生が私にいったことがある。

「われわれ専門家が、国の総力をあげて研究し取り組んでいても治せないのに、いくら治った人がいるからといって、素人さんの集まりで治るわけがない」

このとき私は、医師の先生方も三大療法や最先端治療では治せないことを認めていると思った。「早期発見・早期治療をしても再発や転移は防げない」ということも知っておられると思う。ただ、今さらそれは国民にいえないから、現代医療の進歩と早期発見に一縷《いちる》の望みを託しているのではなかろうか。

なぜ、専門家と国の総力をあげて研究し取り組んでいても治せないのだろう。それは、技術や薬ばかりに目が向き、ガンの原因と結果に対応していないから治せないのである。厳しい言い方で申し訳ないが、国や医師の先生方が見当ちがいなことに総力をあげて取り組んでいるからである。

私たちはもちろん医療には素人で、素人の集まりの会である。しかし、「ガンを生き抜く」ことに関してはプロである。その姿勢で、それぞれに原因を探りだし、自分の力でそれを排除しているから治っている（生き抜いている）という結果を出しているのである。

思いやりを知らない一部の医師たち

医師の先生方はなぜガンの原因に目を向けず、三大療法や最先端治療だけに夢中になるのだろう。大学医学部出身の頭脳明晰な人たちが、なぜ、視点を変えるとか、発想を転換するということができないのだろう。

私は専門の先生方を攻撃したいのではない。ただ、全国のガン患者さんのために、少しでも気づいていただき、理解していただきたいので一生懸命述べているだけである。

そのうえであえていわせていただくが、私が思うに、医師の先生方の一部は「無からの発想力」があまりないのではないだろうか。仕事でも学問でも、教えられたことにしか向かわず、自分の頭で別の新しい道を切り開くことができないのは「発想力不足」だと思う。「ナゼ、ナゼ？」という疑問から探求し、ほかの考え方はないかと視点を転換できる人は、発想力がある人だ。そういう先生になっていただきたいと心から願う。

また、視点が転換できる人は、他人を「思いやる」ことができる人でもある。いまのお医者さんの一部は、往々にしてガン患者さんの心を思いやることができない。次に、ある新聞に掲載された遺族の文を紹介しよう。

「夫が二年前に公立病院でガンのために亡くなりました。息をひきとる四日前には水も飲めなくなり、点滴もされずにやせ細っていきました。医師に『このままでいいんでしょうか』とたずねると、医師は『点滴でぶくぶく太らせることもできるでしょうが、このまま生き永らえても、奥さん困るでしょう』と言いました。こんなことを平然と言う白衣の医師は一体なんなんだ、と私は思いました。悔しくてたまりませんでした。それまでの治療の中でも、新薬の実験台になった夫が激しい副作用に苦しんでいるのに、『二サイクル目のデータがほしいから投与を続けたい』と言われました。夫が弱って歩けない状態になると、『もうここでの治療は終わりました』。私はこの医者を許せません」

残念なことに、こういう人命を軽視するような医師の言動は、方々から私の耳に入ってくる。なぜこのような医師が増えたのだろう。ある医学博士は次のようにいった。

「医者は、ガンの治療そのものに対して興味があるのであって、人の『生き死に』に関しては、患者さんには失礼な話だが、あまり関心がないのです」

驚き入った話だが、これは本来の医師の姿勢ではないだろう。患者さん本人にとっては、治療方法もデータも二の次で、ただ「死にたくない」の一心である。「ガンだから結果的に死に至ってもやむをえない」とは決して思っていない。そこを先生方にわかっていただきたい。

生き抜くのは人間としてあたりまえの権利だ。医師の先生方は、ガン患者さんが生き抜くことを目標にしていただきたい。視点を転換してくださり、患者さんの心の叫びに気づいていただきたい。

ガン医療の現場の一部は、なぜこんなことになったのだろう。私は学歴と資格偏重社会の弊害がここにも出ていると思う。医学部入試は常に難関で、医師の卵たちは「詰め込み教育」や「受験戦争」を経て、さらに難関の医師免許試験に合格して、晴れて医師となる。

子供のころから勉強に追われ、自然の中で遊ぶことも少なく、友人との交流は浅く、本や小説を楽しむこともなく、ただひたすら知識を詰め込み、受験の技術を学んできた。「想像力」や思いやりの心を身につける機会がないまま医師になった方が多いのではないだろうか。

さらに、私立の医学部には大金がかかる。その投資に見合うだけの収入も得なければならないという考えも持つはずだ。医師の社会的な地位は高い。受験戦争に勝ち抜いて、大金も投じてそこに到達した医師たちのプライドは非常に高いと見ていい。

だから、自分たちが進めている治療がまちがっているとは思わないし、思いたくもない。私たちが患者の立場から何をいっても耳を傾けることもできないのではないか。

「ガンに対しては西洋医学は限界があるので、東洋医学も取り入れるべきだ」という人がいると、自分が苦労して築いてきた人生を全否定された気になり、その人を非難したり攻撃したりする。

私は、患者の立場から提言している誠意ある東洋医学系の医師たちを知っている。しかしその先生方は、長年攻撃や非難の渦中にあり、今もなお受難に耐えている。医療の現場がこんな状態になった責任は国にもある。西洋医学には健保を適用し、東洋医学にはごく一部にしか適用を認めていない。そのために心ある医師たちが非常に苦心している。そもそも学歴・資格偏重社会や受験戦争を黙認してきたのは国だ。

年間に国民の三十数万人が亡くなり、さらに増え続けているというのに、歯止めをかけることもできない。国民はガンを恐れ、ガンに苦しみ、ガン治療に殺されているのだ。「なにをやっているのだ」と、国民から無能無策を指摘されてもしかたがないところである。

医療界も国もこういうありさまだから、壁はきわめて厚くて、ガン医療が好転するのはまだまだ先のことになるだろう。しかし、三大療法一辺倒の医師がなにをいおうとも、私たち患者側の「これはおかしい、どこかまちがっている」という気持ちは絶対に消えない。ガン患者さんたちは自分の命を守るために情報を交換しあって、団結して一歩一歩前進していこう。

戦略15

五年生存率も余命宣告も信じない

早期発見と五年生存率のトリック

「五年生存率がよくなったから、ガンは治る時代になった」というトリックについて述べたい。

医師たちは口をそろえて「五年生存率がよくなったから、ガンは治る時代になった」というが、これは大きなまちがいである。

というのは、五年生存率は早期発見と深い関係にあるからだ。最近は検査技術の発達で、一ミリのガンでも発見できるようになった。それだけ早く見つかると、その分、五年生存率の成績もよくなるのだ。

たとえば、以前より二～三年早く小さなガンが見つかったとする。すると生存率も二〜三年伸びる。それだけのことで、小学生でもわかる計算だ。以前の基準にてらせば、「八年生存率」を目安にしなければならないところである。

医師たちは「五年生存率」に非常にこだわっているので、ガンを早く見つけたいという気持ちになっている。一ミリのガンを見つけて早々と手術などの治療をすれば、ひとまず五年間だけは再発の可能性が低くなるから、やっきになって早期発見・早期治療を訴えるのである。

「五年生存率がよくなったから、ガンは治る時代になった」というのはぬか喜びでしかない。それとも、医師たちは早期発見と生存率のトリックのような関係を知っていて、そう提唱しているのであろうか。それとも本当に治る時代になったと信じているのだろうか。どちらにしても、患者さんにとっては迷惑で危険な考え方だ。

怖いのは、患者さんが治る時代になったと信じて、医師がすすめる三大療法を疑問なしに受けてしまうことだ。そうではなく、「再発・転移は減っていないから、治療法は少しも前進していない。原因を排除していないから、またいつ再発するかわからない」と危機感を持ってほしい。そういう疑問を持たないと、命を守れなくなる恐れがあるのだ。

五年生存率などは治った目安にならない。なにをもって治ったと判断するのか、病院や医師はそこから見直さなければならない。次のような残念なケースがあった。

岐阜市のNさんは「食養内科にて妻と二人で一週間、玄米菜食を体験しました」という方だった。それから快調に健康を回復していったが、手術後五年たったとき、主治医から「すばらしいことだ。もう完全に治ったね。もうなにを食べても、なにをしてもいいよ」といわれた。

Nさんが安心して昔の生活にもどると、一年もたたない内に再発し、その半年後にはあの世へ旅立たれてしまった。まことに悔やまれる実例である。

先にも述べたが、二〇〇七年のガン他界者は三四万三〇〇〇人だ。前年より六五〇〇人も増えている。現在実施中の国の「がん対策基本法」では、五年以内にガン死亡者は二割減としているが、とてもそれどころではない。

病名別死亡者数も一位で、これは二十七年間も続いている。ガンの悲劇は増大するばかりで、とても「治る時代になった」とはいえない。

会員・M・Tさんの投稿から

「生存率が上がり、いろいろと進歩もしてきており、社会復帰をする人が増えてきている」とのことだが、であるならどうしてガンで死ぬ人が増えるのだという大きな矛盾が生じる。これは、現代医療が五年生存率を主体に考えているために起こる矛盾である。いずみの会では「五年というのはまだまだ駆け出しですよ」といっている。

余命宣告は励みにする

医師の余命宣告《よめい》もあてにならない。無視するに限るのだが、怖いのはこれを信じて、「もう死ぬんだ」と思い込むことだ。患者さんの「思い込み」は、その体に大きな影響をおよぼす。先に堀田先生が経験した二人の患者さんの不思議なケースを思い出してほしい。早期胃ガンの患者さんは手術が完全にうまくいったのに、「私は三カ月で死ぬ、死ぬ」とかたくなに信じ続けて、その通りになってしまった。かたや、重度の肺ガンの患者さんは、「治るといったじゃないか」と医師を怒鳴りつけ、「ガンなんかもう治っとる」と信じ続けて、ガンを消した。

また、ある会員さんの話では、余命六カ月の宣告を受けた患者さんが、十カ月後のガンセンターの検診で、医師が「なんでよくなってるんだ！」と驚いている光景を見たという。これに似た話は私もよく聞く。

ガンはミステリアス（不思議）な病気といわれている。なぜ不思議かというと、心のあり方に大きく左右されるからだ。心のあり方というのは「思い込み」である。ガンが治癒する方向への思い込みはオッケーだが、余命宣告で医師からあと何カ月なんていわれ、それを信じて「死ぬ」と思い込むのが問題だ。

「あなたはすい臓ガンです。残念ながら肝臓にも転移していますので、手術もムリです。余命は一年でしょう。延命のために化学治療をしたほうがいいからご了承ください」

これはある患者さんが受けた余命宣告である。医師は貼り出されたCT画像とカルテを見ながら確信したようにいう。患者さんは大きなショックを受け、頭の中がまっ白になる。これは程度の差こそあれ、ガン治療の現場ではあたりまえのように見られる光景だろう。

この患者さんは、余命宣告や抗癌剤の効果に疑いを持ち、私のところに相談にきた。それで正解である。**延命のための抗癌剤というのが効果をあげた例を私は聞いたことがない。**テレビなどでよく見るような「壮絶な戦い」の末に他界するのが相場である。

手術はしていない。抗癌剤も使っていない。余命は一年だというような、いわば4期や末期の患者さんが、復活して健康をとりもどす可能性はかなりある。そういう人たちが会には多数いる。むしろ、手術を受け抗癌剤を長期間受けた患者さんの方が、残念ながら可能性がうすい。

余命宣告など信じないことだ。信じて思い込むとその通りになってしまう。あと三カ月、あと二カ月、あと一カ月というふうに、自分で自分を追い込んで、死の方向へ導いてしまうのだ。「思い込み」の力は強力で、その人を思う方向へ向かわせる力がある。治る可能性がある人でも、「だめだ、もう一カ月しか生きられない」と思い込むと、その通りになってしまう。

「医者のいう通りに六カ月ちょうどで亡くなってしまった。さすがは医者ですね」というような言葉も聞くが、これは医師の能力ではない。医師は三大療法の（悪い成績の）データ通りに告げただけで、じつは患者さん自身がその結果を招いてしまったのだ。そうしたケースはまことに多いのである。

会の会員さんの中には、余命三カ月、六カ月、八カ月、一年と宣告された人が多数いる。しかし、ガンを自助努力で克服して数年も十数年も生き抜いている。**余命宣告などは無視していいいし、気にしないことである。**

むしろ医師にいわれた余命の期間は、治癒の途上の山として「励み」にしよう。たとえば余命一年といわれたら、「よし、一年のあいだに免疫力や自然治癒力を高めて、そこをクリアーしよう。さらに次の一年もクリアーして医師をびっくりさせてやろう」と、とりあえずの治癒の目標にすればいいのである。

医師の非情な宣告は、プラスに受けとめるべきだ。たとえば、先のすい臓ガンの患者さんの場合、医師は次のようにいったと思えばいいのだ。

「あなたはすい臓ガンで、肝臓にも転移しているので、手術はしないほうがいいです。病院のデータでは余命は一年となっていますが、これは三大療法の結果がそうだという意味で、病院を出れば別の方法はありますし、治る可能性もあります。手術はしていないし抗癌剤も使っていないので体は元気です。がんばってください。定期的に検査には来てください」

こういう医師がいればなあ、とつくづく思うしだいである。

余命宣告だけでなく、悲観的な医師の言葉も無視したほうがいいだろう。また、ガンで亡くなった人の本は、それがどんなに感動的でも読まないほうがいい。テレビのガン番組「壮絶な闘病の末に亡くなる」といったお涙頂戴ものも見ないほうがよい。日本人はどうしてこう、ガンで亡くなるドラマや本や実話が好きなのだろう。そんなのを見て涙を流しているより、自分がガンになったらどうするか、どうしたら予防できるかということを考えたほうがいい。

戦略16

ひきこもらない

息子さんの死、さらにガンの転移と再発

この項では、はじめに会員の高木敏子さん（七十歳・名古屋市）を紹介したい。

高木さんは四十五歳のときに乳ガンになった。じつは以前からしこりはあった。しかし、そのときの検査では「良性だから、切っても切らなくてもいい」といわれたので放っておいた。ところが後日、乳首から出血した。驚いて再検査をしたら、やはり悪性だった。

ガンになった原因に、高木さんはストレスをあげる。彼女はじつは三十三歳のときに離婚していた。くわしいことは書けないが、ご主人がある深刻なトラブルを抱えてしまい、それに巻き込まれそうになったので、やむなく一人息子と家を出た。

それからの生活を支える職業は、弟さんが歯科医だったので歯科技工士となった。高木さんは大学の英文科卒で、デスクワークは得意だったけれど、技工士は意外と力仕事で、体重三八kgの彼女には負担が大きい仕事だった。それでも息子さんを育てるために細腕一つでがんばった。

また、高木さんは真面目な性格なので離婚のことは心の傷になり、それを長いあいだひきずってしまった。やはり、仕事のストレスと離婚のストレスが乳ガンの原因と考えられた。

その後二十数年、ガンの再発はなかった。しかし、六十六歳のとき、高木さんに信じられない不幸が次々と襲いかかった。

二〇〇四年十月、血尿が出たのでＣＴ検査を受ける予定でいたが、その直前に救命救急センターから電話が入った。息子さんがぜんそくの発作から心肺停止になったというのだ。息子さんは子供のころからぜんそくを患い、大人になっても治らず、それまでに二回も発作で倒れていた。

「生きていてほしい」と願いながら病院にかけつけた。しかし、息子さんはすでに亡くなっていた。高木さんは呆然とした。息子さんは「ぜんそくがあるから結婚はしない」と、人生を高木さんと共に送るつもりでいたし、高木さんも二人の暮らしを生きがいにしていたので、ショックは大きかった。

「ユーモアがある子で、職場でも年配の社員の仕事を手伝って帰宅が遅くなることが多く、他人にも私にもやさしい子でした。その子が突然いなくなったので……」

喪主としてお葬式やいろいろな手続きを終えて、四十九日が過ぎてから延期していたCT検査を受けたわけだが、そのあいだは強い悲しみと深い喪失感で体調を悪くし、血尿は増える一方だった。

検査の結果は三cm大の腎臓ガンだった。二〇〇四年十二月末に手術で左の腎臓を切除し、翌二〇〇五年一月に退院した。しかし、四カ月後の五月にまた血尿が出て、今度は膀胱ガンが見つかった。また二カ月の入院、手術となった。

その後は再発防止のために、結核菌を膀胱に入れる治療をした。週に一度、七回の予定だった。ところが、この治療は非常につらくて体力がもたなくなったので六回で中断した。それにもかかわらず数カ月後に膀胱ガンは再発した。結核菌は効かなかったのだ。

腎臓ガンから一年足らずのあいだに転移一回、再発一回、手術は計三回である。ましてて、この一年は最愛の息子さんを失った悲しみのただ中だった。高木さんは身も心もボロボロの状態になった。

しかし、そこから再起が始まる。彼女はストレスに弱いという性格の反面、追い詰められると開き直って、度胸を見せる一面もあった。退院後に友人とニュージーランド旅行に行き、「スカイダイビング」に挑戦したのもその度胸である。パラシュートで空から降りてきた高木さんに「敏ちゃん、これでガンが消えたよ！」と友人が叫んだ。

この旅行には、もう一人友人が同行していた。その人はお坊さん（僧侶）である。高木さんは旅行出発前に「生と死と超越」というセミナーに参加して、講師の彼と知り合った。お坊さんは、大きな困難に立ち向かう高木さんの姿勢と人柄に感動し、「私もニュージーランドに行きます」といったのだった。

三人は海外旅行を大いに楽しみ、高木さんは元気を取り戻した。ある朝、彼女とお坊さんがロッジで曇り空の海を見ていたときだ。突然、水平線の雲が切れて、朝日と青空があらわれた。そのときの雲の色と太陽と海の光は、たとえようもなく美しく鮮烈だった。

「光がパーッと射したとき、心もパーッと晴れて、軽くなりました。そのときお坊さんが、『カズトシ君（息子さんの名前）、ありがとう！』といったのです」

お坊さんは、息子さんが雲を晴らしてくれたのでお礼をいったのだという。そのときから高木さんは、息子さんが自分を見守ってくれていると信じるようになった。また、お坊さんの法話も彼女にはありがたかった。

「広々とした平原をレンタカーで巡る道中、ずっとすばらしい法話を聞かせていただき、心が軽くなったのを感じました」

この旅で元気になった彼女は、次は船の旅に挑戦した。帰国したときは二〇〇五年の年末だったが、自宅で年越しをする気にはなれない。息子さんと楽しく正月を迎えたことが思い出されて、とても一人ですごすことはできなかった。

「私の人生はもう先が短いと思い、最後の記念に三カ月間の世界一周の船旅に出発しました」

大型客船の一人旅は、親切な人たちに出会えたこともあって、はじめの一カ月間は楽しくすごせた。しかし二カ月目に入ったころからカゼをひいた。ぐあいが悪くなるとどうしても心が暗くなる。息子さんのことが思い出され、体調はどんどん悪くなり、船室に閉じこもりがちになった。

船医に診てもらったときは、「あなたの養生が悪い。気力でがんばれ」といわれただけだった。結局、船旅を続けるのはムリになり、予定の三分の二で下船、名古屋に帰った。高木さんはいう。

「いま思うと、あのときからうつ病になったと思います。それと高血圧状態だったかもしれません」

彼女は腎臓ガンが見つかる前から、少し高血圧だったという。そのころは歯科技工士を養成する学校で教師をしていた。英会話も達者で教員免許を持っていたので、英語教師も引き受けていた。再婚もしないで、あいかわらず孤軍奮闘していたのである。

その疲労やストレスが血圧を上げていたことが考えられる。また、食事の内容も息子さんが好んだ肉類や脂ものが中心になっていたから、コレステロールや中性脂肪も高血圧の原因になったかもしれない。

悪化するうつ病

船旅から帰ったころから高木さんのうつ病は一気に悪化した。外に出る気がしなくなり、部屋にいてもテレビ、新聞、音楽などにまったく興味がなくなった。心配した友人が電話で励ます。でもそれはかえって負担になった。

「がんばれといわれると、よけい落ち込むんです。ますます孤独を感じるというか……。うつ病はなった人でないとわからないかもしれません」

食べ物をとる気もなくなり、ふとんの中から出られなくなった。口にするのは大量の抗うつ剤だけである。ヘルパーさんに来てもらい食事をつくってもらったが食べられない。

「食べなくちゃいけないと思うのですが、噛んでも噛んでもノドを通らないのです。拒食症とはこういうのかなと思いました」

大切な息子さんを失った痛手は大きかった。生きていく意味がないと思った。加えて、四回のガンと四回の手術である。またいつ再発してもおかしくない体だ。

高木さんは自殺を考えるようになった。彼女の住まいはマンションの十一階である。ベランダや通路から下を見下ろすと、引き込まれそうになる。

「飛び降りれば息子のところに行ける。苦しみから逃れられると、死ぬことばかり考えました。死にたい気持ちと、死ぬのはいけないという気持ちのせめぎ合いが続いていました」

しかし、高木さんは紙一重のところで思いとどまる。止めたのは良識の力ではないかと私は思う。高木さんは、大学で学んだ教養があり語学力もあり教育者であり、才女である。そういう彼女の倫理観や良識が、「自殺はいけない。死んで息子が喜ぶだろうか」とブレーキをかけた。また、追い詰められると開き直るという気質もここであらわれたのだろう。彼女はガンを治そうという気持ちになって、いずみの会に来たのである。

船旅から帰った直後に、高木さんは偶然、いずみの会の「ガンは治る」というチラシを手にしていた。それを思い出して訪ねてきたのだ。

彼女の話を私は深い同情を感じながら聞いた。華奢《きやしや》な女性が仕事や子育てに孤軍奮闘したあげく、六十代後半になって大切な息子さんを亡くした。さらに四回のガンと四回の手術である。よく耐えて生きてきたと感動すら覚えた。

しかし、いつまた死にたくなるかわからないという危機感も持った。だから彼女が自殺の話をしたときは、思わず「そんなことではダメだ!」と一喝してしまった。申し訳なく思っていたが、後日その話が出たとき、彼女は「目が覚める思いでした」といってくれたので安堵《あんど》した。

私は例によって、ストレスの軽減と玄米菜食と散歩をすすめた。うつ病に対してはカウンセリングが必要と思い、会の顧問医である岡田恒良先生を紹介した。岡田先生は在宅医療の「なごやかクリニック」院長で、先生のカウンセリングは好評で実績もある。

「岡田先生のお話はわかりやすく、とても納得できました。抗うつ剤は使わないほうがいいということも理解できたので減らしたのですが、一気に減らしたので失敗しました。またドーンと悪くなったのです」

テレビで知ったことだが、うつ病やパニック障害などに使用される抗うつ剤は、始めは少ないが、しだいに量が増えて一日に二〇錠も服用する人もいるという。依存度が強く、大量服用が続くと副作用で突然失神することもあるという。

高木さんが薬を減らしたのは正解だ。ところが急激に五種類の薬を二種類に減らしたので、前より重いうつ状態に陥ってしまった。体調も悪化してきたので、彼女はやむを得ずガンの治療をした病院に入院した。

その後は精神科の病院に紹介してもらい、通院しながら徐々に薬を減らしていき、二年半後の現在は、朝だけ二錠の服用ですむようになった。薬を減らすことに成功したのは、じつは、高木さんの自助努力の成果もあった。

高木さんは食事療法も自分で工夫して二年前から実施している。散歩も緑の木がある近くの公園まで、ほぼ毎日行っている。そして、これが一番大きいのだが、「自分で自分を癒す方法」を発見したのだった。それは「呼吸法」と「手のひらマッサージ」である。

うつ状態に入りそうになると、高木さんは深呼吸をするという。そして、深呼吸の前に、両手首をぐるぐる回すと深い呼吸ができることを発見した。手首を回すと上半身の血流がよくなるのであろうか。そして深い深呼吸で酸素が大量に送り込まれ、細胞が元気になるのかもしれない。この方法で深呼吸をすると、気持ちがずいぶん安定した。

また、手術の跡がうずいたり、肩や腰がこったときなどは、自分の手のひらでそこをなでるようにマッサージした。すると、その周辺があたたまり、不快感が消えて楽になった。それを毎日続けていると、無意識のうちに手が動いてくれるようになったという。

ニュージーランド旅行につきあってくれたお坊さんは、その後もメールなどで励ましてくれた。彼の法話を思い出し、息子さんが見守っていることも思い出し、しっかりしようと自分を励ますことができた。

「お坊さんと出会ったのも、友人やいずみの会の方たちと出会ったのも、息子が引き合わせてくれたと思えるようになりました。みなさんには感謝しています」

こういうプラスの要因が積み重なって、高木さんは少しずつ回復に向かった。しかし、やはりまだ波はあった。抗うつ剤には眠りを誘う成分がある。それを減らしていったので寝付けなくなり、睡眠導入剤を使うことになった。

また、二〇〇八年の秋には突然大量の鼻血が出て、入院した。血圧を測ると二〇〇を越えており、降圧剤を服用することにもなった。

まだまだ油断はできないというところだが、最近の高木さんはずいぶん落ち着いている。

「こんなに元気になれるとは思いませんでした。あのとき、早まったことをしなくて本当によかったです」

私が忘れていたことが一つある。高木さんにはまだ、食養内科に行くようにすすめてなかったようだ。彼女にいわれて気がついた。いま、できるだけ早い時期に行くようにすすめたところだ。

現在高木さんは、抗うつ剤と睡眠導入剤と降圧剤を使用しているので、食養内科の長岡先生と相談してほしい。また、先に述べたように、日野式食養生は高血圧症やうつ病にも大きな効果をあげている。いまの高木さんに日野式食養生は最適だと思うので、ぜひ一度行ってみて正確な食事療法を学んでほしい。

旅に出て免疫力アップ

高木さんは一時は、重度のうつ病で家の中に閉じこもってしまった。しかし、崖つぷちのところでなんとか外に出ようと決意して、いずみの会に来られたのである。それが立ち直りのきっかけになったともいえるだろう。

外に出て人と交流することは、ガンの再発防止には大切だ。家の中に閉じこもっていると、ガンのことばかり考えて憂うつになる。心配や不安でマイナス思考になり、ひどいときはうつ病になる。

つらいときでも、なんとか外に出る。そしてそれまで知らなかった人に会う。そこで自分の病気のことや体験したことを話す。こういう前向きな姿勢がとても大切なのだ。そのことを高木さんは私たちに教えてくれた気がする。

また、高木さんには海外旅行も効果をもたらしたようだ。いずみの会でも、ハワイやモルジブなどの海外旅行と国内の温泉旅行をおこない、みなさんの免疫力アップに役立っている。

旅が好きな人は「好奇心」が強い人だという。好奇心とは、知りたい、未知の場所へ行ってみたいという前向きな気持ちで、これは強いプラス思考だ。そういえば、世間で長寿といわれている人たちは好奇心が旺盛である。ガン患者さんは、自分の中に隠れている好奇心を大いにかきたてよう。

また、日常を離れて、仕事や家事も忘れて、心を思い切り解放できるのも旅のよさだ。ストレス解消に最適な方法だろう。旅に行く時間の余裕がない人は、見知らぬ町やまだ行ったことがない散歩コースを歩くのもいいだろう。新しい風景や町並みに出会うと、自分の心に新しい風が必ず入ってくる。

次に交流会に参加した方の感想を記しておこう。

免疫力向上海外ツアー（モルジブ）に参加して

あこがれのモルジブに行けたのは、ガンという病気にかかったから。夢にも思わなかったこんなすばらしいチャンスにめぐまれたことに大感謝！　今はやりたいことをさせていただき、健康をとりもどしたら、そのぶん家族にお返しをしたいと思います。（会員・山林泰代さん）

安曇野ウォーキングの旅

参加者は三九名。バスで名古屋駅を出発したとたんにワイワイがやがや。幼稚園の遠足のような、みなさんお年も忘れたハシャギよう。みなさんのパワーで天気予報もすっかりはずれ、お天道様までニコニコ顔。壮大な北アルプス連峰を眺めつつ、ブラブラがやがや。（中略）

帰りのバスでは、会の顧問医の岡田先生の奥様とその仲間の方々のご好意で、オイルマッサージの車内講義があり、二人一組になって実習を楽しみました。（会員・石田道子さん）

京都・都おどりに大感激

京都に満開の春をつげる都おどりの出し物も、次から次と華麗に舞う芸妓・舞妓さんに、夢心地でうっとりとした気分で見とれていました。（中略）

車中は笑いの連続。本当に楽しい旅でした。一般に、ガンというと暗く陰気で元気のないようなイメージを持たれがちですが、あまりのちがいに添乗員さんもバスガイドさんもびっくり。「みなさんの元気の元は、この明るさなのですね」と驚いておられました。（会員・廣井クニさん）

さらに楊衛平先生の話も記しておきたい。

「ガンになると、うつ病におちいりやすくなります。そういう人は大勢います。じっとしている人やあまり動かない人は、血の流れが悪くなり、『気』の流れも悪くなります。気とは元気の気のことで、人体の機能を意味します。ですから気は、姿勢の良し悪し、目線の強弱、皮膚のつや、話し方などにあらわれます。**血や気の流れが悪くなると、ガンは進行・悪化します。気の循環をよくすることも大切なのです**」

「中国のガンに対する考え方は、心の変化、衣食住の変化、自然の変化も内臓に影響を与えるというものです。いずみの会のような、食事の改善、心を明るくする、運動などは、ガンにはずいぶん効果があります。また、みんなで集まって情報を交換して共有して、一人ひとりがそれぞれにチャレンジするのはすばらしいことです。そこから医者が予想もできないものが誕生します。会員全体から見て死亡率が少ないのはその証明です」

「中国でもガンは増える傾向にあります。それは中国の急成長と、農業から工業への急速な移行が一因となっています。一方、社会環境が進歩するとストレスが増え、食もぜいたくになります。先進国の日本にもいえることですけれど、社会環境は心と食の面から私たちに大きな影響を与えているといえます。ですから、ガンになる原因は総合的に見る必要があります。それに応じて、治療法もいろいろあるということです」

参考までに、漢方薬について付記しておきたい。楊先生は漢方薬の専門家で、厳しいガン患者さんを漢方で改善した実績もある。

「漢方は体質の改善、免疫の増強に役立ちます。とくにガンの治療による副作用(胃腸反応)を解消・軽減します」

食養内科でも健保適用の漢方薬を使用している。いずみの会では、会の運営上、漢方薬の直接営業行為は禁止事項になっている。病状的にどうしても手がかりの必要な方は、会の個人相談会などでご相談いただきたい。

戦略17

先輩の話を素直に聞く

先輩からの忠告は大きな柱

だれでも、厳しいことやイヤなことは面とむかってなかなかいえないし、いわれるのも避けたいものだ。しかし、それはとても大切なことである。

たとえ厳しくとも、**「生き抜くためにはどうあるべきか」という先輩の言葉を受け入れるかどうかが、生死の分かれ目になることがある。**ストレートな忠告は、利害と無関係のボランティア的な立場だからこそ可能なのだ。

ガンには「個人差」があり、それには個々の対処の仕方がある。似たような経験をした先輩や私などの個人相談をせっかく受けながら、考え方が変えられない患者さんもおられる。

自分の常識や好みの方向に努力をついやし、それがために会と疎遠になり、病状がかなり厳しくなってからあわてて再度相談会にこられるというケースもある。そういうケースは手遅れが多く、本当に残念に思う。

先に「ガンになったのは自分の責任だと自覚することが大切」と述べた。それを認めないと自分で治すことができなくなるからだ。

しかし、多くの人は「自分は何も悪くないのにガンになった。自分のせいじゃない」と思ってしまう。そういう方は、ガンを克服した先輩たちのいうことにも耳をかさない傾向がある。

ストレスや偏食を指摘されても、「でも……、しかし……、だけど……」と必ず反論を口にしてしまう。自分の責任ではないと思っているから、人のアドバイスが非難に聞こえるのだろうか。自分はかわいそうだと思っているから、冷たくされたと感じるのだろうか。

そういう気持ちでいると、反発心が起きて、なにも実行できなくなるのが残念だ。自助努力もできないで、結局は医師や薬に頼ってしまうことになるのだ。

自分はまちがっていないと、防衛のために理論や理屈をこねるインテリタイプの人、自信過剰なタイプの人、自己中心的なタイプの人は治りにくいと思う。謙虚になった人が治りやすいのである。

最後に「ダメになった人、ダメになりやすい人、31の問題点」をあげておきたい。内容はほとんどが本書でこれまで述べてきたことなので、おわかりいただけると思う。

ダメになった人、ダメになりやすい人、31の問題点

1　自分が抱えている問題点に気がつかない人
2　ガンを隠したがる人（家族も含めて）
3　マイナス思考の人
4　自我の強い人（自己中心型の人）
5　いつも何かにすがりつく人（人や物に依存したがる人）
6　たえず「よいもの探し」をしている人
7　自分の考え方を変えることができない人
8　いやな話が聞けない人
9　素直になれない人
10　他人を攻撃しがちな人

11 人のせいにしたがる人
12 感謝の気持ちが表現できない人
13 仕事や定年退職に執着している人
14 社会的成功者という意識が強い人
15 医者や治療に頼り続ける人
16 現代医療のもとで「壮絶な闘い」に挑む人
17 現代医療関係者や理屈好きのインテリタイプの人
18 過大手術を受けた人や抗癌剤を使いすぎた人
19 体力増強にこだわる人（体質転換の必要性に気づかない人）
20 玄米菜食ができない人
21 好物指向、補助食品指向の人
22 あせる心を持ち続ける人
23 家族環境が悪い人
24 必要なときに勇気が出せない人
25 個人差の問題に無関心な人（百人百様の意味がわからない人）
26 いま何が一番大切かを見抜けない人

27　生きる望みを失ってしまった人
28　やる気のない人（自助努力ができない人）
29　体調がよくなるとガンを甘く見て、会からも遠ざかる人
30　何よりも命が最優先であることに気づかない人
31　この31カ条を見てハラを立てる人

この31の問題点を随時チェックして、心の改善に役立てている人もいる。会員で六年在籍の熊崎泰彦さん（前立腺ガン4期から復活した人）もその一人だ。

「入会した頃の私の心は暗いものでしたが、中山会長の講演、『なにをしたらよいのか、なにをしているからダメなのかを考えてみよう』『ダメになった人、ダメになりやすい人、31の問題点』を聞いて、さっそくチェック表をつくり、当てはめてみました。

その頃の状態は、31項目の中で○印（できている）は三項目のみで、△印（どちらともいえない）は十四項目で、×印（できていない）は八項目で、？印（わからない）は六項目でした。

しかし、二カ月後には、○が二十三個、△が六個、×は二個になり、さらに五カ

月後には○が二十八個になり、△が三個になりました（少し甘い採点ですが）。

今は、中山会長をはじめ同じ病気の先輩の方々の教示を素直に受け入れ、ガンを治すことを心がけており、この31項目が自分の中にもっと深く浸透し、日々、笑いと感謝の気持ちで過ごせるよう努力しております。

手術が不可能であったほどの病状も、○印の増加と比例して急速に快方に向かい驚いています」

おわりに

「はい、いずみの会です。あらあ、おひさしぶり！　お元気？　どうしたの？　なぜ泣くのよ。だいじょうぶよ。〇〇さんは、かならずよくなるから！」

きょうもボランティアの会員さんが、全国からかかってくる電話を受け、死の恐怖にかられている人たちを励ましている。文字通り「命の電話」だ。

彼女自身もガン患者さんなのに、他人のガンを心配して、一生懸命アドバイスしている。十分、二十分、ときには三十分以上も、いろいろなことを気づかせたり、注意をしたり、希望を持たせたり、たいへんな仕事である。

いずみの会での活動は、発足当初から約二十年、私も含めてスタッフ全員が無報酬である。それでもみなさん、ガンで亡くなる方が一人でも減るようにと、誠心誠意働いてくださっている。

だから損得を超えて、生死にかかわる相談ごとでも本音で説得ができる。言葉はやさしかったり厳しかったりだが、心の内は、患者さんが生き抜いてほしいという「骨を切らせて髄《ずい》を断つ」の真剣勝負そのものだ。

在籍患者数が数百人以上の会なので、ときどきお手紙や電話などで訃報《ふほう》をいただくこともある。そのようなときに怒鳴りつけられたり、嫌味をいわれたりする事例は皆無である。ご家族の方の多くは「痛まず苦しまず、医者が不思議がっていました」というような感謝やお礼の言葉を述べてくださることがほとんどなので恐縮している。

私は若いときから、敵をつくったりケンカをすることが大嫌いな性分だったので、他人様に恨まれるような行動は慎んでいる。しかし、まちがっていることや誰かが犠牲になりそうなことなどには、義憤を感じて積極的に行動を起こすタイプだ。それで一時的に誤解を受けることもあるが、いずれは解決する場合が多い人間なので、そのようにご理解いただければ幸いと思う。

二〇〇三年に、ＴＢＳの人気番組であった日曜夕方の「報道特集」で「ＮＰＯ法人いずみの会」が全国放映され注目された。翌年『論より証拠のガン克服術』が出販され、会の独特なガン生還対策活動が広く知られるようになり、会員数も急増した。

それとともに多くの大学教授や医師の方々にもご理解いただき、会員として入会された方もおられる。さらに、悪化したガンの患者さんに「いずみの会で勉強してきなさい」と会を紹介する先生もおられる。そうして入会する患者さんも多くなっている。

このことは、全国のガン患者全員が、年間三四万人のガン死亡者の仲間入りをしたくないと思っている証拠にほかならない。

「一人でもガンで亡くなる人を救いたい」。この善意と良心が「いずみの会」の活動のバックボーンであり、今後も早くその輪を広げていきたいと念じ続けている。

「命より尊いものはない。命こそすべてに優先される」

ガンは、本来は治せる病気であったのだ。じつは、患者さん自身が自覚し、諸対策を実行継続することで治る事例は急増している。

ガンはほかの病気とちがって、社会病・常識病・環境病・全身病・その他いろいろの病名をもつ「総合病」であったのだ。それに理解を示したときからガンは治る病気となる。

今のガン死亡者はガン戦争の被害者といえよう。この書をご縁に、一人でも多く悪化ガンからの生還者が誕生することを願ってペンをおく。

今回もいずみの会の会員さんたちや先生方が、取材に快く協力してくださいました。みなさまに厚くお礼を申し上げます。

二〇〇九年六月

ＮＰＯ法人「いずみの会」代表　中山　武

二〇一一年四月、中山武代表は逝去いたしました。ここに生前中のご厚誼に深く感謝いたします。

中山武代表亡き後の「いずみの会」は、その遺志をしっかりと受け継いで、ガンの克服支援とガン撲滅の市民活動にさらに邁進してまいります。

今後とも当会をよろしくご支援、ご指導下さいますようお願い申し上げます。

二〇一三年九月

ＮＰＯ法人「いずみの会」理事長　西尾英一
理事一同

著者略歴――――
中山 武《なかやま・たけし》
1932年、東京生まれ。81年に早期胃ガンが見つかったが、玄米菜食につとめガンを退縮させた。3年後に胃ガンが再発、摘出手術を受ける。スキルス性胃ガンで、「6ヵ月以内に必ず再発、助かる確率は3万人に1人」と宣告されたが、食事療法を中心に体質改善につとめ、再発することはなかった。90年にガン患者の会「いずみの会」を発足。92年に会長となる。99年、NPO法人化にともない理事長就任。日本ホリスティック医学協会理事。著書に『論より証拠のガン克服術』『ガン 絶望から復活した15人』(いずれも草思社刊)がある。2011年、急性肺炎により逝去。

「いずみの会」事務局
〒454-0815 名古屋市中川区長良町2丁目58
Tel. 052-363-5511 Fax. 052-362-1798
NPO法人「いずみの会」は、特定の政治/宗教/営業とはいっさい無関係の非営利活動の団体です。
ホームページ http://www.izuminokai.or.jp/
または「いずみの会」で検索
入会の申し込み、問い合わせは、電話、FAX、郵便等で事務局まで。また、ホームページからも申し込みできます。

ガンがゆっくり消えていく

2009年8月31日 第1刷発行
2015年6月9日 第7刷発行

著者 中山 武
装丁 本山吉晴
DTP 山中 央
発行者 藤田 博
発行所 株式会社 草思社
〒160-0022 東京都新宿区新宿5-3-15
電話 営業 03(4580)7676 編集 03(4580)7680
振替 00170-9-23552

印刷 株式会社三陽社
製本 加藤製本株式会社

ISBN978-4-7942-1725-7 Printed in Japan 検印省略
http://www.soshisha.com/